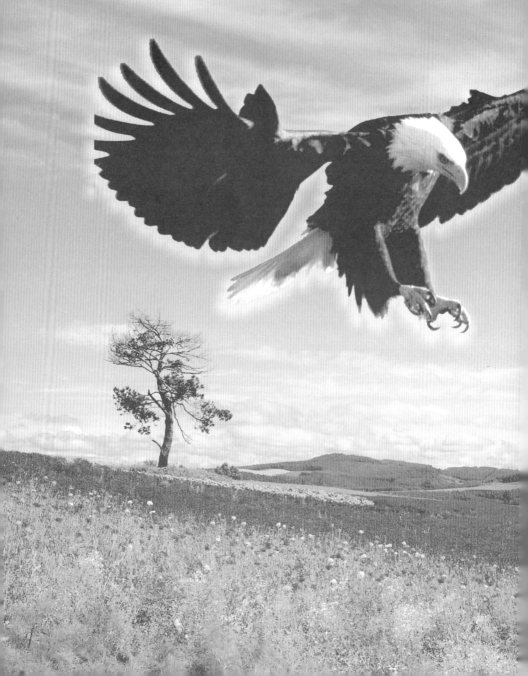

大展好書　好書大展
品嘗好書　冠群可期

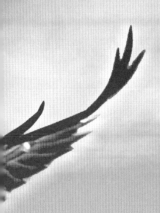

大展好書　好書大展
品嘗好書　冠群可期

養生保健 9

少林十大健身功

秦慶豐 / 著

大展出版社有限公司

前　　言

　　≪少林十大健身功≫屬於內外兼修的功法，古樸實用、簡便易行、功效顯著。

　　它將古老的傳統方法和實際應用緊密地結合在一起，通過長期綜合性的鍛鍊，可使人體在精神、氣息、臟腑和外在形體、筋骨、肌肉方面得到充分的調養和鍛鍊，並可提高武術技藝的功力和搏技水準，對培養武術規範動作和攻防素質，對發展人體的力量、速度、靈敏、反應、協調、呼吸、內應力、耐力、精神等武術素質都有直接的作用。同時可改善身體各器官機能，達到益壽延年、強身健體的目的。

　　≪少林十大健身功≫是一種以鍛鍊「手眼身法步，精神氣力功」為宗旨的綜合性功法練習。

目　錄

關於圖解的說明

一、運動方向

圖解中的運動方向，是以圖中人的身體和該動作所處的位置為準。以面對的方向為前，背向的方向為後，身體左側為左，身體右側為右。在文字說明中，凡有「隨勢」或「同時」兩字的，都要求一起活動，不要分先後去做。掌指的方向，係指掌型中四指端的方向（不包括拇指）。

二、運動路線

文中插圖用虛線或實線表示該部位下一動行進的路線。箭尾為起點，箭頭為止點；實線（───→）表示圖中右手、右腳的行進路線；虛線（……→）表示圖中左手、左腳的行進路線。

三、動作名稱

本文有些動作名稱是採用新、舊對照的形式編寫的，以便讀者查閱和了解。

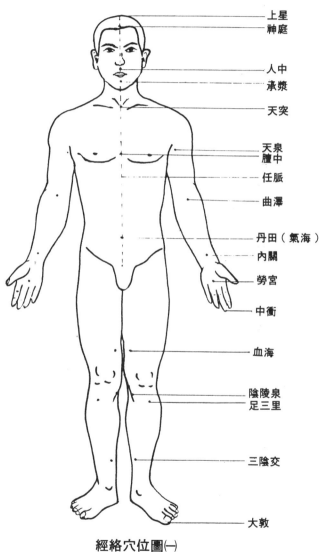

上星
神庭
人中
承漿
天突
天泉
膻中
任脈
曲澤
丹田（氣海）
內關
勞宮
中衝
血海
陰陵泉
足三里
三陰交
大敦

經絡穴位圖㈠

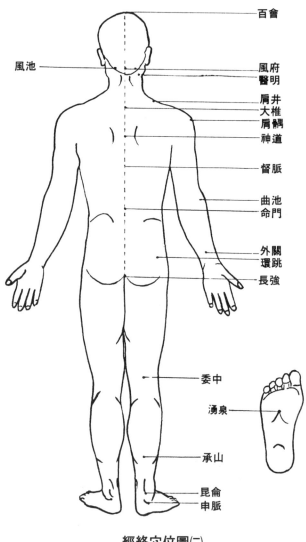

百會
風池
風府
瞖明
肩井
大椎
肩髃
神道
督脈
曲池
命門
外關
環跳
長強
委中
湧泉
承山
昆侖
申脈

經絡穴位圖(二)

第一節　少林椿功

　　椿功亦稱站椿功或馬步椿功，是中國武術重要的基本功法之一，其功效顯著。在傳統的少林拳派中，椿功包括有：四平椿、短馬椿（南少林稱「地盆椿」）技擊椿、獨木椿等。少林拳法素以「神形兼備、攻防迅疾」、「勁力順達、剛柔相濟」和拳式古樸而著稱。然而欲達到以上所說的境界，椿功是必不可少的基礎訓練，椿功在拳法中占有相當重要的位置。有關少林拳術的諺語中曾有：「練拳先椿步，房屋先立柱」「未習打，先站椿」的傳統講法。椿功不僅在拳術中以穩固、札實、實用等特點體現在套路之中，而且在強身、健體、治病等方面也有其特殊的意義。

(1)技術姿勢與要求

　　各種椿功的技術既有許多共同之處，又各自有獨特之處。技術要領雖有所不同，但大同小異。

　　本文僅介紹「四平椿」，四平椿屬於北派少林傳統的功法練習。其姿勢低平，功架開展，強度較大。練功時兩腿開立，兩腳平行站立（中間距離約為自己腳長的三倍），兩腿屈膝半蹲，兩大腿保持微平，兩腳尖稍內扣，十趾抓地，兩膝關節外撐，身體重心落於兩腳之間。上體保持端正，兩臂屈肘環抱於胸前，兩手成八字掌，手心朝下，中指端相對（中間相距約５厘米），四指微開，掌心內含，兩手臂與肩基本保持平行。兩眼微視前方或兩中指間（如圖1）。

　　要點：

　　1.站椿功要做到頭正、頸直、含胸、展背、立腰、收臀、扣足展

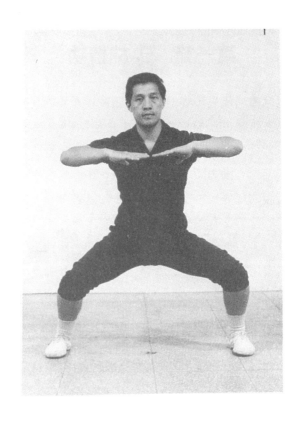

膝，要求膝端與腳尖在同一垂直面上，即兩腿成半蹲時，膝關節端部儘量不要超過足趾端部。

　　2.手臂、膝胯要盡量做到鬆緊適度，不可過於緊張，全身要保持四平八穩，自然舒適。

(2)呼吸與意守

　　練功時，思想要集中在「丹田」處（本文所指「丹田」，係指臍下一寸五分，約為任脈中之「氣海穴」與「會陰穴」垂直相交的區域）

。如初學時不易掌握，也可意守「肚臍」，其效果也很好，練功過程中，思想不要緊張，意守和呼吸純於自然，不可勉強。初學時只要能保持心情安靜，專心守中，「恬淡虛無，精神內守」就可以了。呼吸方法開始可用自然呼吸，練習一段時間後，會逐步形成腹式呼吸（本文介紹的「逆式呼吸法」，即吸氣時腹部內收，呼氣時腹部充實）。這時即可做「以意領氣」的「意念導引」練習。（當吸氣時，思想上要想到氣由鼻慢慢通到小腹（即「丹田」處），再向體後「命門穴」吸去，此時好像氣充「命門」、兩腎，氣貼腰脊。

待感到吸滿時，即可呼氣將氣向前推到「丹田」處，此後，如同風箱一樣，氣在「丹田」——「命門」穴之間逐漸會形成一種「平行推動」，循環往復。準備結束收勢時，可將氣推至「丹田」處，意守片刻，即可收功。這一全過程正如拳諺所講：「納為張弓，吐若發機。」在練習過程中，意守要「專注」，導引要自然。做到輕鬆順達，即拳諺所講：「體宜鬆，氣宜固，神宜凝。」呼吸時應注意：輕緩、柔和、深長、均勻，不努不憋，純於自然。這一點與練功的程度有直接關係。呼吸過程中，身體保持端正穩實，不可聳肩、駝背，或有意識使身體晃動。

(3)練功要領和注意事項

1.練功開始前，全身的肌肉、關節，要充分放鬆，保持自然舒適。精神放鬆，神情安靜，心平氣和，此時要心無所思，目無所視，耳無所聞。盡量使練功的準備階段和練功過程做到統一、和諧，以利練功的成效。

2.初學站椿時，往往容易疲勞，其原因就在於練功時的精神、肌肉都處於緊張狀態。出現上述情況時，可採用從頭頂、頸、肩、臂、

手到胸、背、腹、腰、胯、膝、足的逐段全身放鬆法，消除疲勞，從而達到「鬆沈、穩實」的最佳練功狀態。可以說「放鬆」是站樁前的準備，又是功法鍛鍊的關鍵。

3.初學時一定要掌握正確的練功基本姿勢。練習前盡量不做劇烈活動，精神要安穩，情緒要穩定，不看書不看報，不受外界的任何干擾和刺激，排空大小便。使整個練功過程都處在一個良好輕鬆的精神狀態中。練功時，衣著不宜過多，領扣要敞開，腰帶要鬆緊適中。練功要選在空氣新鮮，溫度和濕度適宜的地方，注意避免風寒。同時還應注意選擇安靜、光線不太強的環境。最好在林間、湖畔練功，效果更佳。飯後練習，應在一小時後。身體過度疲勞時，情緒不穩定時，要暫停練功。

4.練習樁功，頭部要向上頂（百會穴），嘴唇和牙齒均要微合，舌抵上腔，下頜內收。腰背部保持端正姿勢，使身體的中垂線不偏不倚，穩實端正。概括地說「頂平則頭正，肩平則身正，腿平則勁正，心平則氣正。」但是，要求放鬆，襠部要撐圓，會陰穴要上提。精神集中，神態自然，如同書法家強調神、意、氣、勢的統一一樣。

5.初學站樁時，由於不適應，往往由於腿部肌肉緊張而發生抖動現象，不能保持正確的功法姿勢影響練功效果。此時應暫停練習，進行休息和按摩，經有效調整後再練。但一般初學者和病患者應從較高姿勢的樁功開始練習。因為以較高姿勢練習兩腿負重強度小，容易站得持久，也有利於「意靜守中，呼吸導引」。隨著鍛鍊程度的不斷加深，腿要逐漸下蹲，努力早日以標準姿勢練功。但是一定要遵照循序漸進的原則，不可急於求成。每次練功時間可因人而定，靈活掌握。

6.站樁功練習，大腿肌肉及膝關節負擔較重，在站樁前，腿部和腰部應充分活動，以免膝部習慣性變型和關節、肌肉拉傷。練習後，

一定要做放鬆活動，其中包括按摩肌肉，活動膝、胯、關節等動作，以使緊張的肌肉和關節盡快消除疲勞。在練功過程中，如感到氣上湧、氣憋、胸悶等現象時，或感覺動作不適、僵滯和動作失調時，可進行間歇式的放鬆調整，以避免產生偏差。其方法：可略站起將兩腿稍伸直，採取前述的「全身逐段放鬆法」有意使肢體產生輕鬆、自然的微微顫動，從而整個身體內外得到調整，達到鬆沈、舒適後，再恢復練習。

7.練功中要細心體會「氣」在體內的運行和鼓蕩，細心感覺氣血在「丹田」——「命門」之間推動和變化。隨著一吸、一呼腹式呼吸的形成，逐漸做到呼吸自然、輕柔、充分、和諧。進而達到養生家所謂「以神入氣，練息歸神，意氣相合，清氣自生，濁氣自降，真氣從之，經絡順通，諸病皆除」的目的。

8.兩手臂平行前舉按掌的動作，兩臂充分放鬆，不可用力。肩鬆，肘沈，手指放鬆，兩掌如「輕撫按雲」不僵不滯。由於兩臂的抬起，平行靜止不動，改變了平時自然下垂的狀態，持續練習，兩臂往往會出現發沈、脹、酸等感覺，這均屬初練功時的正常現象，不必顧慮。隨著功夫漸深，上述現象會隨之減弱，而勁力漸增。

9.樁功練習時，由於「氣行」順達，會使人感到不同程度的「氣感」，有的感覺甚至很強烈，如全身發熱，足心、掌心、指端似有觸電感，或穴位間產生「呼吸」；有時還會伴有熱、冷、涼、脹、麻、跳動等多種不同的感覺，運行、貫通於肢體、穴位、經絡之中。這些反應均屬正常的「得氣」現象，說明功夫已見效果，並非產生了偏差，而表明將對疾患及身體健康產生積極作用。

10.練功人應盡量做到戒煙、酒，少吃刺激性強的食物。並注意生活規律化，特別要注意的是應節制房事，養精固腎是非常重要的。

≪內經‧上古天真論≫講；「精氣奪則虛，精氣竭絕，形體毀詛」，又說「飯食有節，起居有常，不妄做勞，故能形與神俱，而盡終其天年，度百歲乃去」，說的就是這個道理。

11.初學站樁，一般人不易達到「精神內守」，其原因在於人的大腦往往不容易一下子安靜下來。因此初學者，一方面使身體盡量處於鬆弛、自然的狀態，減少大腦因緊張而產生的興奮。同時思想又要做到「專一」。練功時不考慮工作、學習、生活中的事情，使大腦保持相對的「空」和「靜」。進而做到：「目光內照，神不外散，暗聽內注。」如果一時做不到這種「忘情、內視、內聽」的狀態，可以「暗示」的方法，使自己入「靜」，例如數息（默數呼吸的次數）、默念（結合一吸一呼默念字的發音，如：吸、呼、靜、鬆……等字）、默示（示意自己的身體放鬆、安靜下來才練功）等方法都很有效。

(4)功架與勁力

練功時由於保持兩臂長時間靜止地抬起平按的姿勢，肩背部胸廓上部的肌肉必須維持緊張狀態，從而影響了胸部的擴張、收縮，對於胸式呼吸運動造成一定的困難。這樣就會相應、自然地迫使膈肌下降，促進其腹式呼吸和諧、自然地產生，進而形成一種「腹實胸寬」的最佳練功狀態。這對改善心臟功能和由於呼吸所引起的腹壓增強，促進內臟各器官之間的有益蠕動、按摩，增加體內各種腺體的分泌，都有直接的好處。

站樁時，兩臂屈肘平按，還有助於調整身體上下的勁力平衡，長期鍛鍊可增強兩臂部（沈、托）的力量，和提高兩掌、指對於勁力變化的感覺，這對培養武術所必備的上肢勁力的發揮和內外接觸的靈敏感，都具有積極有效的作用。兩腿持續性的半蹲，不僅加強腿部、足

部肌群的力量，還可增強下肢（下盤）的意識、感覺，打下功架堅實、勁力整透、呼吸沈穩的基礎。從而能適應少林拳法的大強度，複雜變化中的步型和步法的實際應用，這種「靜力」的樁功訓練，可使內在精、氣、神，與外在手、眼、身達到融會貫通，混元一體，得到「內外合一」的高度統一。

只有樁功功夫深，方具備有「源於膝足，運之腰胯，傳之肩背，發於掌指」的武術功夫。隨著鍛鍊程度的逐步加深，還可利用掌、指所發放的「內氣」為自己和他人按摩、治病。但初學時，一定要注意保存內氣和調整，否則功效不明顯，甚至出現偏差。要有意識地做到「鬆、沈、順、注」。所謂「鬆」就是在站樁時身體每一個部位都應保持鬆弛、舒適，使其功架即端正又順其自然。只有「鬆」才可「入靜」，經絡疏通。

「沈」就是指站樁時，做到肩沈、肘沈、腕沈、胯沈、氣沈，只有做到這「五沈」，才有利於功法穩實，氣不上浮，達到練功的效果。

「順」是指在站樁時，要做到功勢順、呼吸順。即練功時肌肉、關節、姿勢要順達，不聳不僵、呼吸柔暢、順其自然、不慫不滯，只有這樣才能做到充分的放鬆、內外通順。

「注」是指在練功過程中，不要受外界環境變化的影響，要有意識控制自己思慮的起伏，一心一意，專注練功。如肌體發生顫動，或感到呼吸不規律時，可將兩腿慢慢立起，進行適當放鬆調整，待症狀消失後，再逐漸放低姿勢。

以上這四點是功法練習的簡單原則。雖簡單易懂，但做起來確實需要有耐心、恆心。只有真正理解功法鍛鍊的內容、細節，並按要求反覆實踐，適當調整，則可避免偏差，達到練功理想效果。

(5)功法的選擇

　　在少林椿功傳統的鍛鍊方法上，分為兩種不同形式。

　　其一為「定式」，以固定靜止的鍛鍊方法為主。其中包括：馬步雙掌叉腰（圖2）、馬步雙衝拳（圖3）、馬步兩側雙立掌（圖4）、馬步雙頂肘（圖5）、雙盤肘（圖6）、馬步前雙推掌（圖7）、馬步雙掌托天（圖8）、雙掌下按（圖9）、馬步雙掌合十（圖10），等等。

　　其二為「轉式」，以腰、胯為中心，向左右兩側進行擰轉、以提高和加強腰肌的柔韌和彈性為主要鍛鍊目的。方法有：馬步轉身擺石、馬步叉腰後轉體、雙盤肘後頂等等以提高腰部扭轉幅度為主要鍛鍊形式。無論「定式」「轉式」，在少林功法傳統練習中，都可結合器械做負重的鍛鍊。

　　例如：馬步雙手直臂抓握鐵球，捲擰木棒、雙手摳抓壇沿（在壇罐中不斷灌水和倒沙，以逐步增加壇罐的重量）、馬步提撩石鎖、蹲舉石擔等等。為了加強功夫的純正和深度，有的武術家專門選擇在木椿上（例如七星椿、一字椿、八卦椿、梅花椿等）進行馬步椿功的訓練，在鍛鍊過程中有的利用木椿間的跳動變化進行馬步椿的靈活和穩定性練習，有的站立在木椿上肩負沙袋、身穿沙衣，頭頂石盤等進行勁力性的椿功訓練。為了加強功法的穩固分別在兩拳、兩腕、兩臂、兩肩、頭頂和兩大腿上放置水杯，動作略有不穩，水即晃出，用以檢驗功夫的平穩和扎實。

　　練習時多與氣結合在一起練，但少林派別眾多，有的強調意守「丹田、命門、湧泉」等穴，有的要求意守「會陰穴、百會穴」，或進行經絡、穴位之間的「導引」功夫。對眾多派別的方法，本書不再

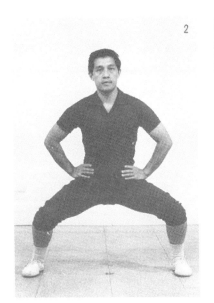

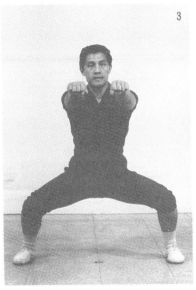

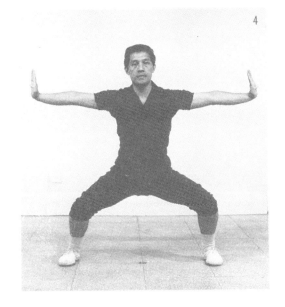

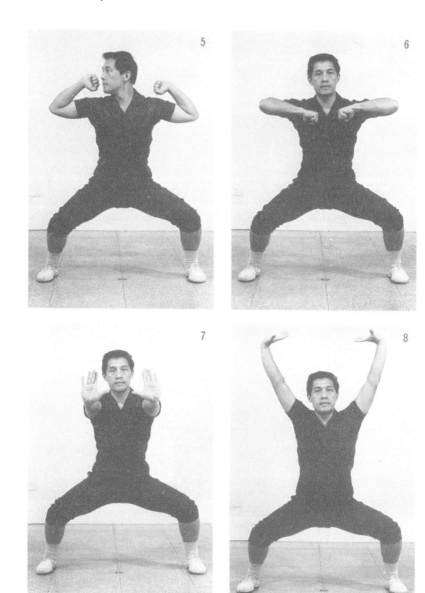

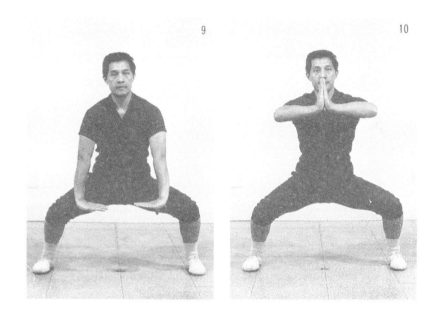

——介紹。但椿功練習的內容實質及鍛鍊的目的都相同。

(6)功理效果

少林馬步椿功的訓練，不僅可以增強體質，強化腿力、腳趾抓力、肌群的彈力及腰脊、臀部的力量，提高耐力及平衡能力，勁力的控制感，培養武術所必備的底盤功夫，而且可調整人體體態、姿勢，並逐步增強技藝意識。

馬步椿功要求心息相依，精神貫注。大腦皮層可得到保護性抑制（即興奮與抑制平衡調節的過程）。例如中樞神經類型的病症，醫藥往往難以奏效，醫生也頗感棘手，而練椿功，卻可收到滿意的療效。一般人到中年以後身體各種器官、機能都開始出現減退的趨勢，衰老症狀開始表現出來，例如在體質、攝氧量（心肺功能和體力的重要標

誌）、精力（中樞神經的調節功能）、記憶力（腦功能）等方面出現減退的徵兆，有的人還不到五十歲就開始患有各種老年性慢性疾患。特別是長期伏案工作的腦力勞動者，工作中腦細胞處於高度興奮狀態，這種興奮狀態的持續會使人逐漸感到頭昏腦脹，思維遲鈍、注意力分散。進行簡易的馬步樁功練習，就會使因用腦過度而產生疲勞的腦神經細胞得到積極有益的調整。

興奮——抑制可得到平衡，不僅可以提高腦細胞的工作能力，改善中樞神經系統的機能，而且練功時間較長的人常可感到站樁後身體輕鬆，頭腦清新，情緒安穩，愉快。

呼吸是人體生命活動的重要特徵之一，呼吸機能的強弱是衡量一個人健康程度的標準。

例如，呼吸有力，攝氧量大，則表明人健康、強壯。呼吸微弱，斷續無力，人體不是虛弱就是病體危重。呼吸停止了，人的生命也就停止了。站樁功「逆腹式呼吸法」的練習，可以強化呼吸吐納的能力，使呼吸有節奏、有深度。呼吸過程中橫膈膜運動幅度大，促進了胸腹臟器的血液回流心臟，加速了血液循環，使內臟（脾、肝、胃、腎、膽等）各器官得到一種積極、有效的按摩，使內臟相互推動、相互擠壓。因此可進一步增強食慾和改善營養的吸收能力。意識指導下的呼吸運動，還能改善血管壁的結構，使血液流量加大，血液中的貯養量得到加強，靜脈回流量增加，從而減輕了心臟的負擔。總而言之，配合站樁的呼吸練習使人體呼吸系統、消化系統、心血管系統、內分泌系統等達到高度的健康。

《內經》中說：「氣為血之帥，氣行則血行，氣止則血止。」《難經》中也講：「氣者，人之根本也，根絕則其葉枯焉。」少林馬步樁功在鍛鍊過程中所產生的「氣」，不僅可以運行於體內，流遍、傳

導、深入於肌肉、內臟、組織、骨骼之間，而且可促進十二經絡、奇經八脈的氣血運行、疏通，進而調理全身。

宋代醫書≪聖濟總錄‧神仙導引篇≫中記載：「人之五臟、六腑、百骸、九竅，皆一氣之所通。氣流則形和，氣戾則形病。」進一步從中醫學角度，客觀地闡明了「氣」對於人體生命的價值。由此可見，少林馬步樁功的吐納鍛鍊，將對人體健康長壽具有直接的意義。也可以認為，人體中樞神經的健康和攝氧量的大小與壽命成正比。

「馬步樁功」除對武術功夫是必不可少的基礎而外，應用於臨床，則對於膝部關節風濕性關節炎和功能性障礙，老年性肌肉萎縮症及韌帶、半月板、臏骨損傷疾患和腿部傷後的恢復性治療，都有不同程度的療效。「馬步樁功」簡單易行，便於掌握，功效明顯，因此有史以來深受國內外武術家的重視和廣大病患者的喜愛。

第二節　少林排打功

少林排打功是內外兼修的功法練習。

少林排打功分單人與雙人兩種功法練習。單人練習包括沙袋擊法、板擊法、棍擊法、石拍法、撞擊法等等。雙人練習有互擊法、排打法等等。排打功可以鍛鍊人的果敢，不畏困難和勇於進取的精神，能增強人體（特別是肌肉）的適應性，耐久力和爆發力，還可以促進人體經絡、血脈順通，增進健康，是提高抗擊能力的重要練習方法。

(1)少林排打功的準備活動

練習前，必須做好準備活動。對排打鍛鍊的各個部位進行運動按摩，使肌體、關節和韌帶放鬆、舒展。然後，按「馬步樁功」的姿勢站好（參照第一節「少林樁功」）意守丹田，時間約為十分鐘到半小時，待「氣沉丹田」，並感到神清氣穩，精神飽滿，內氣充實後，才可站起進行排打功訓練。

(2)排打功器具的選擇

功法練習中的輔助器具可選擇帆布（粗布、皮製均可）做成長筒形沙袋，一般長約50厘米，直徑約8厘米左右，內裝綠小豆，粗沙或拌以適量的鋸末等，也可挑選光滑無裂痕的木板、木棒。器具的選擇要求質量結實、整潔、硬軟適度，重量、長短適宜。

(3)單人練習方法

一、動作說明

　　採用馬步樁或站立式（圖11、12）。站好後，用單手或雙手持小沙袋或木板、木棒等器材，依次對自己的頭頸部、肩臂部、胸肋部、腰背部、腹胯部、腿膝部、脛踝部、足背部等部位進行掄拍、抽打、撞擊（見圖13—26）。掄拍、抽打、撞擊的次數及重點部位可根據自己鍛鍊目的和自己承受能力、體質情況而掌握。也可採用雙手各持沙袋、木棒等器具進行雙擊和交叉擊法練習，擴大擊打的範圍。

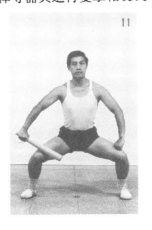
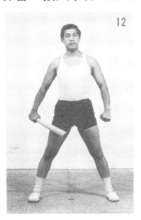

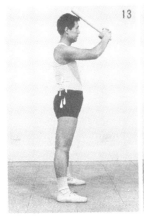
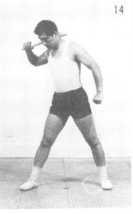
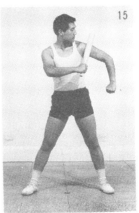

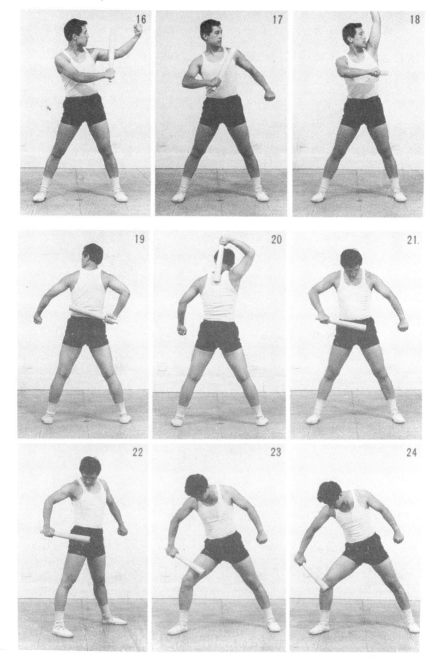

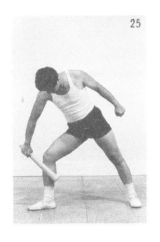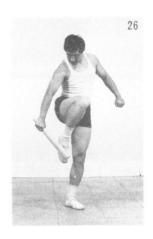

二、技術要點及注意事項

1.擊打、掄拍的順序應由上至下。在擊打頭頸部、腰肋部、骨骼、關節等部位時，應十分謹慎，用力適宜。

2.最好在排打前，先用拳、掌擊打，待適應後，再使用器具。

3.對於面部、後腦、頸部及襠部較明顯要害部位仍需用手掌再次進行按摩，待皮膚發熱，局部肌肉、神經逐步感到適應後，用掌根、手指、空拳或小指一側肌肉較厚的部位，由輕至重，進行順序地拍、打，其力量的強弱一定要控制好。上述部位的擊打練習不宜使用器具。排打功訓練，「行之有法，慎重操練」，一般不會有危險的，但切不可急於求成。

由於拍擊使人體的血液循環得到改善，堅持練習排打功，可使皮膚光澤柔潤，預防肌肉的萎縮。對襠部的鍛鍊，可強腎固精，使人生理性功能得到增強，對於延緩衰老，益壽延年，有其積極意義。

4.功法練習後，能明顯有熱脹、麻、酸的感覺，且呼吸也感到暢達、和諧、有力……。如受擊部位感到筋骨疼痛不止，或體內極不舒

服，則應暫時停止練習，檢查功法和技術要點是否掌握準確，調整之後，再鍛鍊，以免出現傷情和影響健康。

(4)雙人練習方法

一、動作說明

1.準備活動完成後，甲、乙面對站立，距離約一臂長；兩腳分開（同馬步寬），身體保持端正，口齒閉合，雙方互視（圖27）。

2.接上動，甲、乙同時兩臂側平舉，兩掌心向上，眼視對方（圖28）。

3.甲、乙同時兩臂繼續上抬，至頭頂上方時，甲、乙兩掌心朝下，中指相對，眼看對方；同時配合動作吸氣（圖29）。

4.甲、乙同時兩掌沿身體正中線下按，兩掌與身體保持約一拳的距離，至腹前；兩肘內屈，兩手仍成八字掌，中指相對（中間相距約5厘米）掌心向下，內含；隨雙掌下按，兩腿同時屈膝半蹲成馬步，與按掌同時到位；隨勢配合動作呼氣，眼視對方（圖30）。

5.馬步不變，甲、乙同時兩掌變拳，收於腰間，拳心朝上；眼視對方，配合作吸氣（圖31）。

6.甲、乙同時兩拳變掌，身體略抬起後，猛力向自己腹部拍擊，力達雙掌心；隨勢配合呼氣（可同時發短促的「嘿聲」；眼視對方（圖32）。

7.接上動，甲、乙雙方同時伸直雙臂，兩掌分別由腹前向體側前方擊拍對方的胸部，力達掌心，隨勢右腿蹬直成左弓步，上體略向左轉，身體重心落於兩腿之間；腕部挺直，肘部微屈；兩掌由下至上從體側抬起準備掄拍時，配合動作吸氣；雙方同時擊拍對方胸部，配合作呼氣（可同時發短促的「嗨」聲）；眼看對方胸部（圖33）。

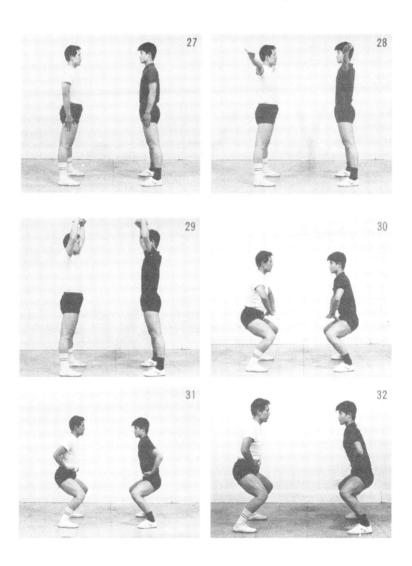

8.接上動，甲、乙右腳同時向自己體前邁一大步，並屈膝半蹲成右弓步；兩臂隨勢屈肘向內於胸前相抱（右小臂在內，左小臂在外），兩掌同時拍擊自己的肩臂部和肋部；此勢配合動作吸氣，眼看右下方（圖34）。

9.上動不停，甲、乙同時展臂側平舉，兩掌平行與肩高，腕部挺直，肘部微內屈，以掌背用力拍擊對方背部，隨勢配合動作呼氣（可同時發短促「嗨」聲）；眼看對方背部（圖35①②）。

10.接上動，甲、乙同時身體向左轉，左腳向右腿後插步，腳跟抬起，左腿屈膝半蹲成左插步；雙臂隨勢收回屈肘相抱（左臂在內，右臂在外），兩掌心同時借助慣性拍擊自己的肋上部或肩臂部；此勢配合動作吸氣；上體略前傾，眼看左下方（圖36）。

11.接上動，甲、乙同時上體略左轉，兩臂側平舉，略由上到下成斜向，反臂以左掌背部向對方側肋部橫擊（抽），左掌心略內含，腕部挺直，肘部微屈；右掌置於頭右傾上方，與左臂成一直線；腰部挺直，隨勢配合動作呼氣（可配合發短促的「哈」聲）；眼看對方後腰部（圖37）。

12.接上動，甲、乙身體向左轉，隨勢右腳跟外旋180度，同時左腳掌為軸內旋90度，腳跟落地，兩腿屈膝半蹲成馬步；兩臂同時屈肘內收，以雙掌心各自向自己的腹部「丹田」處用力拍擊。兩掌「虎口」相對，同時配合在轉體過程中吸氣，在拍擊時呼氣（可發短促的「嘿」聲）；眼看對方（圖38）。

13.接上動，甲、乙同時身體略右轉，左腿蹬直成右弓步；兩掌分別由腹前向體側前方拍對方的胸部，力達掌心，兩臂伸直與肩平，腕部挺直，肘部微屈；同時兩掌由下到上從體側抬起準備掄拍時，配合動作呼氣（可同時發短促的「嗨」聲）；眼看對方胸部（圖39）。

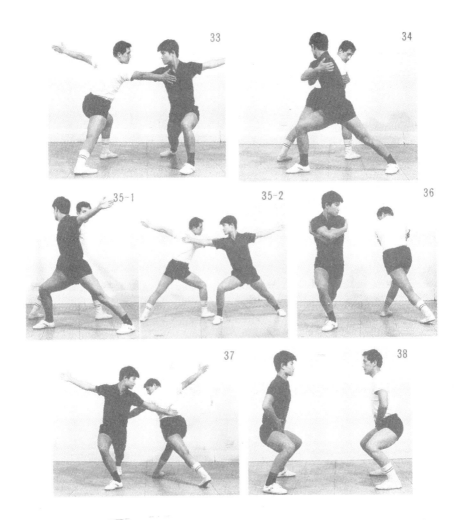

14.接上動，甲、乙同時左腳向自己體前上一大步，屈膝半蹲成左弓步；兩臂隨勢屈肘向內於胸前相抱（左臂在內，右臂在外），兩掌同時拍擊自己的肩臂部和肋部；此勢配合動作吸氣，眼看左下方（圖40）。

　　15.上動不停，甲、乙同時展臂分開，兩掌左右平行與肩高，以左掌背用力拍擊對方背部。腕部挺直，肘部微內屈；隨勢配合動作呼氣（可同時發短促的「嗨」聲）；眼看對方背部（圖41）。

　　16.接上動，甲、乙同時身體向右轉，右腳向左後腿插步，腳後跟抬起，右腿屈膝半蹲成右插步；雙臂隨勢收回屈肘相抱（右臂在外，左臂在內），兩掌心同時借助慣性拍擊自己的肩臂或肋上部；此勢配合動作吸氣；上體略前傾，眼看右下方（圖42）。

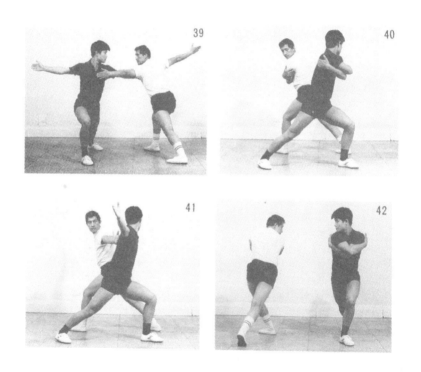

　　17.上動不停，甲、乙同時上體略右轉，兩臂借助慣性同時分開，略由上至下成斜向，以右掌背部反臂向對方側肋部橫擊（抽），右

掌心略內含，腕部挺直，肘部微屈；左掌置於頭右側上方，與左臂成一直線；腰部略挺，隨勢配合動作呼氣（可同時發短促的「哈」聲）；眼看對方後腰部（圖43）。

18.接上動，雙方同時身體向右轉，隨勢左腳跟外旋180度，同時右腳掌為軸，腳跟內旋90度落地，兩腿屈膝半蹲成馬步；兩臂同時屈肘內收，以雙掌心同時向自己腹部「丹田」處用力拍擊，兩掌「虎口」相對，同時配合動作在轉體過程中吸氣，在拍擊的瞬間呼氣（可發短促的「嘿」聲）；眼看對方（圖44）。

19.接上動、可重複動作圖33，循環往復進行。

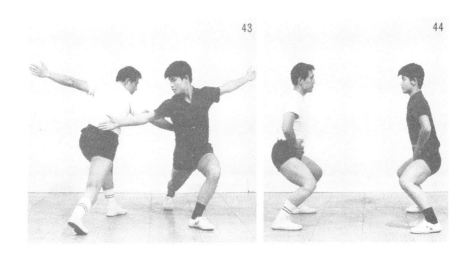

43　　　　44

二、技術要點及注意事項

1.練習中，樁步要扎實、穩固，身體擰轉以腰為軸，發力要順達、迅疾，且內含、輕靈。以掌心、掌背分別擊打自己的腹部和對方胸部、背部、肋部等四個主要部位。動作結束時，可按圖31、30、29、

28、27收勢。

2.「雙人排打」的動作仍以馬步樁和站立姿勢為基礎,甲手持沙袋、木板、排棍向乙預先規定好的部位準確有節奏的掄擊,並逐步加大擊打的力量。乙應用自己的「受擊」部位有意識地「迎擊」。並且在「受擊」的一瞬間,從「丹田」處發聲、呼氣,以聲助力。

3.互擊、排打練習時,雙方用力要適當,動作配合要協調一致,要同時出手、同時上步、同時轉身互擊……。做到:勢到、氣到、勁到、聲到。所發勁力要整,擊打位置要準,眼神要專注,兩臂動作要靈活自如。

(5)內功配合

少林「排打功」的鍛鍊,身體感覺和反應都較強烈,必須以「內功」為基礎。排打功絕不是無規範的隨意亂打,要講究:「勁力之源,起於湧泉,發於胯膝,運之丹田,透於腰脊,活於肩背,通達臂肘,而形於發。」即做到「拳法內三合」,心與意合,意與氣合,氣與力合。因此,在練排打功法之前,要先練站樁。　　　拇　拇

排打功中有六種傳統發聲,即「呼」、「吶」、「噎」、「哈」、「嗨」、「嘿」。「呼」聲有助於發整勁,「吶」聲有助於發崩勁,「噎」聲有助於發靠勁,「哈」聲有助於發斬勁、推勁,「嗨」聲有助於發劈勁,「嘿」聲有助於發撞、擊之勁。因此在進行排打功練習時,可參考以上發聲,與功法訓練相配合。但在發聲助力時,一定要注意「氣從丹田吐」的原則,即發自腹腔,自然、短促地喊出。切不可光靠用咽喉空發其聲。發聲過程包括聚氣、閉氣、吐氣的三個過程,這是和發力相適應的一種特殊呼吸方式。聚氣的過程是在擊打的間隙深深吸一口氣,將其意送丹田。閉氣是一個較為短暫的過程,為

發聲助力做好氣息儲存的準備。吐氣是一個極為迅疾、瞬間的過程，它借助於呼氣肌和腹肌的強勁收縮，使體內的氣體有節制的排出，發揮出人體力量的最大潛在能力，增加機體局部在「受擊」時的抗擊能力，進一步強化機體的功能。同時由於聚氣、閉氣、吐氣的過程可以提高胸內壓和腹內壓，能更好地固定內臟，反射性地引起肌肉力量增大，由於意、氣、力三者配合，可以使身體充分發揮出整勁，有助於力量的發揮（爆發）。所以說，發聲決不是目的，而是一種用於發揮全身力量的輔助手段和健身方法。

(6)練功和用藥

我國流傳的武術跌打、損傷的藥方眾多，例如明代朱橚等編著的《普濟方》中就記載有關藥方約三千餘個。這些類別繁多的藥劑有些對於止血生肌、行瘀消腫、祛毒止痛和促進康復方面有奇效，但切不可濫用。

在練習中，偶然受到一點輕度損傷，積極採取「受擊部位」的按摩，並可配合揉擦一些舒筋活血、消炎生肌（皮膚無破損的情況下）的藥水，例如：正骨水、松節油、樟腦酒等，或採取醋洗的方法，一般均可治癒。如果練功不當，出現傷患，就應暫停練習，以防止受傷部位感染或傷情加重。

根據長期的實踐和武術家的經驗，青少年練功不適宜吃補藥。年老、體弱的人，在秋、冬兩季，每日飲適量藥酒或食些補藥，是可以起到補其不足，通經活血，增進氣力，強身益壽輔佐作用的

(7)排打功的健身作用

中醫理論認為：經絡是內氣運行的通路，彼此緊密相連，縱橫交

錯，內運五臟六腑，外絡肢體七竅，起著行氣血、通陰陽，養臟腑、濡筋骨和利關節等作用，使人體和周圍環境及人體內部器官之間保持陰陽平衡，保證人體正常生理活動。排打功練習，是一種強刺激法，擊打實際上是使全身三百六十餘個主穴和奇穴、阿是穴得到了程度不同的擊、打、點、按、推等各種力量和形式的刺激。通過經穴的激發和傳導，有效地促進和強化了全身經絡氣血的運行，使之流通旺盛，瘀血、毒素得以化解，病體得以康復。

(8)練習「排打功」應注意的要點

1.要選擇環境安靜、清潔、空氣新鮮、溫度適宜的場地。

2.空腹、飯後、精神緊張、患有皮膚病或過度疲勞時不宜練功。

3.排打功練習過程中，最好穿較薄的單衣服或背心或赤裸上體和腿部，只穿運動短褲訓練，切忌穿過多、過厚，容易減弱練功效果。

4.練功出汗時，注意不要讓寒風直吹，練後應迅速用乾毛巾擦去全身的汗水，穿上衣服。

5.排打功後不宜馬上用冷水洗身。初學者，練功後注意在「受擊」部位擦一些幫助舒筋活血的藥水，以幫助放鬆肌肉，促進血液循環，消除疲勞。用藥後，擦、洗、揉藥水的部位，約在五個小時之內禁止接觸冷風、冷水。避免受風濕、寒氣。

6.初學者一般以肌肉較豐滿、厚實的部位起始。

7.練功發聲大小，要根據運動量的大小，發力的強弱，周圍的環境以及每個人的具體情況靈活掌握。

8.樹立信心、持之以恆，不可半途而廢。練功的時間一般以清晨、午後和睡眠前兩小時鍛鍊為好。練習的時間不宜過長，初學者半小時左右即可。

9.練功者情緒要保持樂觀，注意勞逸結合。要注意節制性生活。

第三節　少林沙袋功

少林拳非常重視沙袋功的鍛鍊，它是從單勢和套路練習過渡到實戰應用的重要手段；是正確學習擊打，體會攻防接觸的實際感覺，提高拳法實戰能力的必要過程。

利用打沙袋可以體會衝勁、崩勁、抖勁、劈砸勁、整勁、透勁、橫勁、撞勁等功夫，也是培養戰鬥意識的有效方法。

(1)常用功法種類

沙袋的功法練習比較常用的有：衝拳、崩拳、撩拳、撞拳等（圖45—48）；正、側撞掌、橫撞掌、側掃掌、反揚掌（圖49—53）；掌指戳、指點（圖54—55）；平頂肘、橫擊肘、挑肘、撩肘（圖56—59）；頭撞、側頭撞、後頭撞（圖60—62）；胸撞、肩撞、腹撞、胯撞、背靠（圖63—67）；上頂膝、側撞膝（圖68—69）；正蹬腿、側踹腿、後掃腿、正和側彈腿、反抽腿（圖70—75）等用法。

這些方法是根據拳術實際應用的模擬性實戰訓練，也是基本拳法和戰術組合的基礎。是提高拳術的輔助練習。

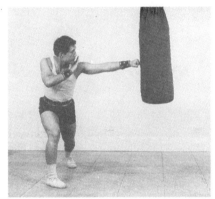

圖 45　衝　拳

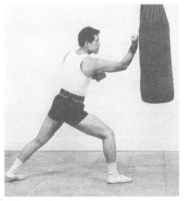

圖 46　崩　拳

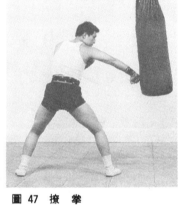

圖 47　撩　拳

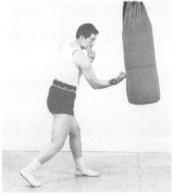

圖 48　撞　拳

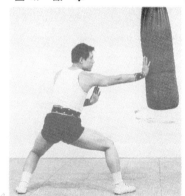

圖 49　正撞拳

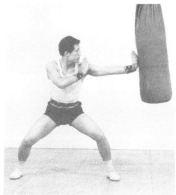

圖 50　側撞拳

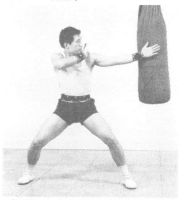

圖 51　橫撞拳

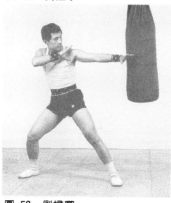

圖 52　側掃掌

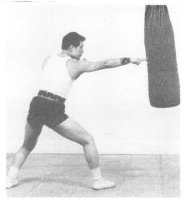

圖 53　反攔掌

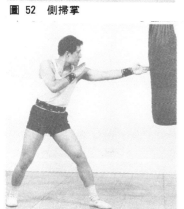

圖 54　掌指戳

圖 55　指　點

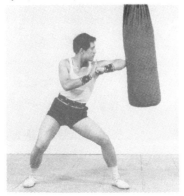

圖 56　手頂肘

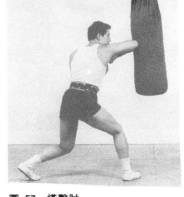

圖 57　橫擊肘

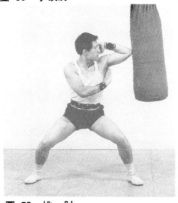

圖 58　挑　肘、

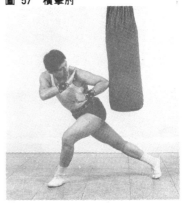

圖 59　撩擊肘

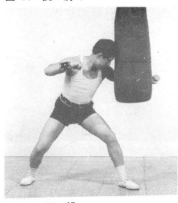

圖 60　頭　撞

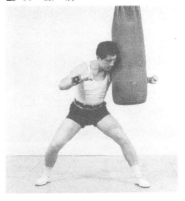

圖 61　側頭撞

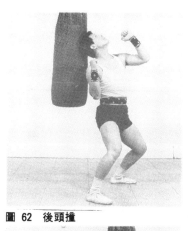

圖 62　後頭撞

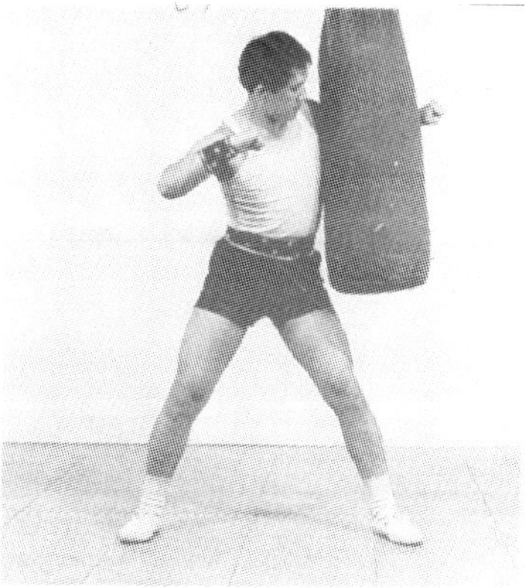

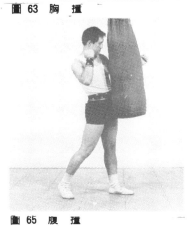

圖 63　胸　撞

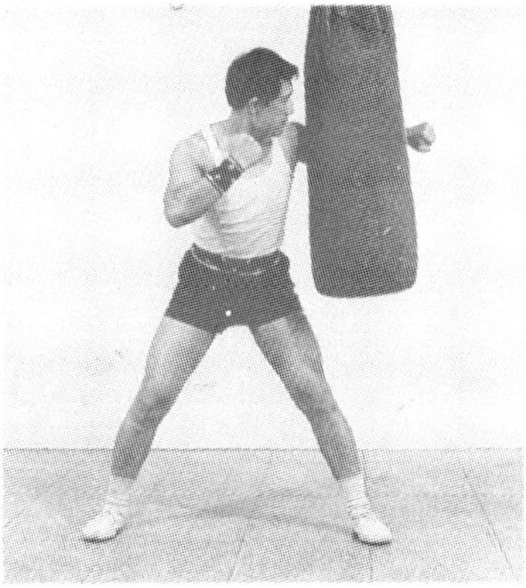

圖 64　肩　撞

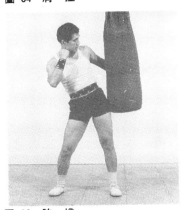

圖 65　腹　撞

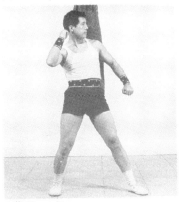

圖 66　胯　撞

圖 67　背　靠

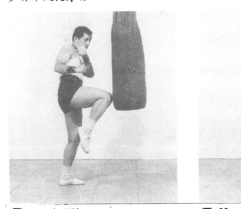
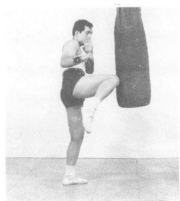

圖 68　上頂膝　　　　　圖 69　側撞膝

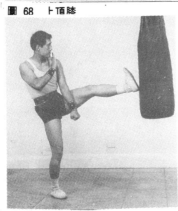
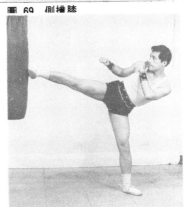

圖 70　正蹬腿　　　　　圖 71　側踹腿

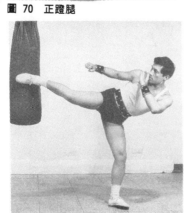
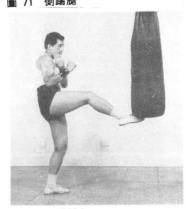

圖 72　後掃腿　　　　　圖 73　正彈腿

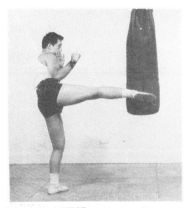

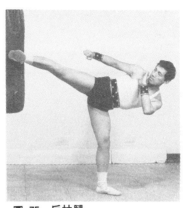

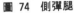
圖 74　側彈腿

圖 75　反抽腿

(2)沙袋的製作

沙袋外皮材料最好是皮革，如羊皮、牛皮、豬皮。初學時，選用麻袋、帆布、人造革等材料代替也可以。

沙袋一般均為圓筒型。輕的沙袋直徑一般約15—20公分，長度80—120公分。重量為30—60公斤。沙袋上部安裝金屬扣眼，用來穿吊繩（或用繩將袋口進行捆扎）。

沙袋內部充塞細沙，並加一定比例的鬃毛和鋸末。沙袋表皮的接縫部位要平整。初學時，沙袋四周捆（或縫）上一層棉墊或泡沫海綿等軟物。

為避免擊打沙袋時沙和塵埃從沙袋上口冒出，可將沙袋口部墊、塞上一些棉布等，捆扎牢實（圖76）。也可製作一種雙層沙袋。將捆扎結實的沙袋裝入另一皮套中，在套與沙袋之間放置一些柔軟的物體（棉墊、海綿墊等）。

每次練習結束後，應將沙袋卸下來，橫放平處。使用時再掛起，避免長期垂吊而引起的沙粒逐漸沉積，造成底部過硬的情況。

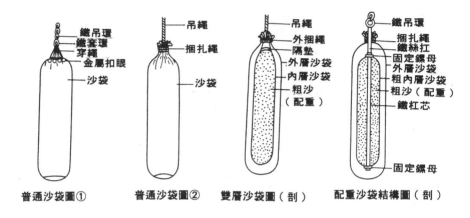

普通沙袋圖①　　普通沙袋圖②　　雙層沙袋圖（剖）　　配重沙袋結構圖（剖）

圖 76　砂袋的構造

　　還可以製作沙袋人、椿靶或沙（鬃、海綿）墊、吊球等其他輔助器材，進行方法多樣化的的綜合性練習，例如背摔、舉拋、抓抱、躲閃等模擬實戰的專項練習。

(3)沙袋功練習方法

　　沙袋大小以及懸掛高度，要根據自己的體重、身高和訓練目的而定。輕沙袋是為進行拳、肘、頭、高腿法練習專用。沙袋吊懸的高度一般是沙袋的底部與練習者的胯部同高。輕沙袋練習，可使練習者逐步改進和提高拳、掌、爪、腕、肘、肩、中高腿法等攻擊技術，領會放鬆用力自然擊打實戰要領。

　　由於對處於搖擺中的沙袋必須果斷地判斷，配合靈活步法做出迅速反應，可以提高拳法的實戰能力。因此，打輕沙袋是體會拳法應用，提高速度、靈敏、反應實用價值較高的功法練習。

重沙袋是進行綜合性練習專用的沙袋。一般高度應控制在吊離地面一尺左右，基本與自己膝部同高。重沙袋的練習，可以進一步培養練習者在拳術實戰中，正確地應用拳、掌、爪、肘、頭、臂、肩、胯、膝、足等部位的攻擊術。同時對體會合理使用力量，適應擊打的猛烈性，發展進攻時的「重擊」都有直接的幫助。在進行重沙袋鍛鍊前，全身關節部位要充分活動，以避免發生運動性挫傷和扭傷。在具體練習過程中，可採用正面、兩側和圓形環繞式的轉身攻擊方法。練習重沙袋對提高實戰能力，熟悉人體上、中、下的有效攻擊部位，發揮自己全身性整勁，都有很大作用。所以無論是輕沙袋和重沙袋練習都應講究實效，不僅要有運動量，而且練習應有質量要求。

一、定點打法：

多為馬步、跟步、半站立姿勢和側身（左右轉換）姿勢。可根據自己所掌握的簡單的基本拳術動作進行拳、腿……等功法的單一練習，或根據自己所需要的鍛鍊部位和專項技術進行反覆的專門練習。可在沙袋上標上記號，如畫上圓圈等，針對目標進行鍛鍊。初學者在練習時，一定要以最基本的拳法（如衝拳、勾拳、貫拳、掃拳等）和腿法（如蹬腿、踹腿等）來練習，應鍛鍊出拳的速度，體會力量的運用，還要同時注意左右兩手的協調配合，一手進攻、一手防禦。逐步養成能運用全力迅速發拳和一旦擊空即能迅疾回防、應變的良好習慣。

二、活動性打法：

活動性打法除了具有與定點打法相同的訓練作用外，還可以進行拳法組合和自由選擇的模擬性實戰鍛鍊。可以使拳術套路和實戰技術得到進一步完善、全面和熟練，通過沙袋訓練可使自己所掌握的技擊方法得到進一步提高，活動性打法，可採用前後的進退、左右的閃擊和環繞式的回環轉身進擊練習。在進行活動性打法過程中，每發出一

拳、一腿、都要有意識提高以「腰為軸」，運用全身的協調的爆發力量，不能單憑手臂、腿足的局部力量。

上述兩種打法練習時間都不宜過長，要有適當的間歇。在訓練安排上，一般時間為2—3分鐘為一組，中間休息1—2分鐘，共做10—20個組合即可，否則會影響速度的發揮。

在上述兩種打法的基礎上，還可以進行多沙袋的擊打練習（數個沙袋成圓形吊掛在四周）。這種訓練，需要技術較全面，必須具有手、眼、身、法、步的高度協調、敏捷和判斷的準確性等多種技術素質。由於沙袋多，速度快，稍一遲緩，就容易打亂，不好掌握。所以一般初學時以單沙袋練習為宜，以後逐漸增多到兩個、三個……。多沙袋的練習對實戰技術有較高的實用價值，是「以少勝多」的武術實戰技術的綜合性訓練。

通過多沙袋的練習，可以進一步檢驗自己的速度、力量、身法、眼法、步法、耐力、反應準確性，以及技術的功力。沙袋訓練可有效提高技術，為實戰打下較為堅實的基礎。

(4)練習沙袋功注意事項

1.「沙袋功」需要有較大的空間，地面乾淨、平整、通風、空氣新鮮、光線明亮等，沙袋本身、手套及防護用品要整潔。

2.擊打訓練前，要做好充分的準備活動，使身體每個部位、關節（尤其是腕、肘、肩、腰、胯、膝和腳踝部關節）、肌肉和韌帶都得到一定程度的活動和按摩。也可以結合「少林排打功」的方法，用雙拳、雙拳或專用器具，對身體的每一部位進行輕重不同的擊拍，逐步鍛鍊身體各部皮膚的感覺和適應能力。準備活動不充分，是造成關節扭傷和其他創傷事故的根源，因此應特別重視。

3.初學者練習打沙袋，要盡可能帶上防護用品。如在練習前，手部纏上繃帶或戴上布質手套或棉手套；在腕部、肘部戴上護腕、護肘；在膝部、小腿和腳踝部戴上護膝、護腿和護踝。這些專用防護用品能有效防止手指關節、拳峰、腕、肘、膝、踝等部位，在與沙袋撞擊和高強度摩擦過程中，表皮、骨膜和韌帶受傷。同時也可增加攻擊時的相對力量，提高韌帶和肌肉的韌性和彈性。隨著技術的純熟，功力的加深和適應能力的加強，防護用品可逐漸摘除。

4.在練習過程中，要使氣息和情緒穩定，思想要集中，不要受外界環境的任何干擾和影響，這是保障訓練安全和提高技術的關鍵。在擊打時呼吸要有規律性，即保持「氣沉丹田、腹實胸寬」的最佳呼吸狀態。在很好地掌握了腹式呼吸（逆式）的「丹田鼓蕩」的基礎上，使每次的發力過程均配合短促的呼氣，這種「蓄吸發呼」的原則不僅強化人體正常的生理功能，有益健康，而且可以有效地協同呼吸與力量的配合，達到「內外合一，氣力合一」的目的，有效地增強擊打的全身整勁和爆發力。

5.擊打沙袋雖然簡單，但如果技術掌握不準確，很容易引起皮膚、骨膜和關節受傷。因此，在練習過程中，一定要注意手在接觸沙袋的一瞬間要做到：手緊腕挺，力達拳峰，落點準確。當然身體其他部位擊打時也是如此。一般按照拳法的規律和特點，在練習時均應擊打在沙袋的垂直中線部位，沙袋受力後，相應地擺動，不會發生旋轉、顛倒或從上口向外濺沙等現象。

在每一次擊打之後，應稍做放鬆運動，準備第二次攻擊。沙袋功練習中，適時地使緊張的肌肉緩解休息，合理地使用力量，對有效增強擊打的效果和提高持久力有很大作用。

6.練功過程中和練功後，右手部直接擊打的部位，可適當揉擦一

些舒筋活血的藥水，如：松節油、正骨水、樟腦酒和醋洗方法等，以促進該部位的血液循環和增強皮膚組織的再生能力，也可使肌肉、關節、韌帶的緊張狀態得到緩解。功能得到有益的恢復。平時也可在手部塗擦一些潤膚的油脂，以滋潤和保護皮膚。注意，一般在揉擦藥水後五小時之內，一定要避免接觸冷水，以免關節和皮膚受寒，而導致風濕性病。

7.沙袋練習法是武術基本功訓練，要長年堅持，循序漸進，千萬不可急於求成。如追求「數日功成、擊石透牆」等不切實際的「功夫」必然會引起偏差，影響訓練安全和身體健康。正如武術諺語所講：「一日練、一日功，一日不練十日空。」因此沙袋功擊打時要遵循由輕到重、由慢到快、由點到面、逐步增大運動量的訓練原則。

8.身體擊打部位如有損傷未愈，或由於動作過猛而造成的皮膚破裂，或骨膜撕裂等現象時，要暫停練習，待傷痊癒後再慎重逐步地恢復訓練。

9.當進行重沙袋訓練後，應進行「對空搏擊」。即利用自己所掌握的技術以及對沙袋擊打的方法，對想象中的假設對手進行模擬式訓練。練習目的，在於加強技術的概念，鞏固技術定型，提高靈活性和速度，使力量練習過渡到迅疾實戰技術上。經驗證明，沙袋功對技術的提高和戰術手段的熟悉具有明顯、有效的作用。

第四節　少林椿靶功

「椿靶功」是少林拳的古老傳統的基本功法之一。它是以「固定椿」的形式進行局部力量、反應、靈活的鍛鍊方法，是實用拳法的強化性練習，在武術運動訓練中佔有重要的位置。其實戰意義被武術家所重視。

(1)椿靶製作和練習方法

傳統少林練功所用的椿靶是一種固定在地面上的木椿，也可稱為「走椿」、「死椿」。這種木椿製作比較簡單，一般均深埋於地下，上半部露出地面約有一人的高度，為了防止在擊打過程中木椿晃動，一方面將木椿深埋，用土石壓緊；另一方面，在埋的下半截的端部，裝置上一個類似磨盤形狀的中間有圓孔的石盤，這樣可使椿靶更加牢固，為重力型擊、打、撞、靠等功法練習創造了條件。

傳統練法中的椿靶，一般直徑約25公分，成圓柱形，均由長約２公尺左右的硬質圓木製成，將木的一端插在圓石盤中間的孔中，放置地下埋牢，上面露出的高度約1.50公尺左右（這是防止在打椿時，身體不致過分立直或仰起。

當然在具體練習時，還要根據個人的身高靈活掌握）。在木椿靶的上部，牢固地扎上一圈寬15公分，厚約２公分的鋸末袋（外用帆布或羊皮縫好），在椿靶的中部，扎上一圈寬約30公分，與上同厚的鋸末袋。在椿靶的整體中，只有這兩處裝上防護，其他部位均為實體。專項練習中，圓木的正中或兩護袋的下沿相接處，各裝一根直徑約８公分，向外伸出約40公分長的圓滑硬木柱（圖77）。

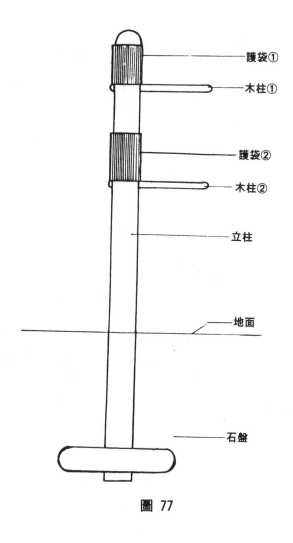

護袋①

木柱①

護袋②

木柱②

立柱

地面

石盤

圖 77

　　在進行拳、肘、膝、足面等練習時,可打在防護袋上(以避免關節、骨骼和皮膚受傷);進行掌、爪、臂、背以及足跟(掌)打擊時,可打在椿靶的實體上。上、下各伸出的木椿是為模擬人的手臂和腿

、膝的伸出而裝製，也可根據需要自行插、拆。這種裝置對拳法進攻和防禦手段的配合練習具有直接意義。可採用格、壓、習、刁、掛、拍、攦、架、閃等方法，進行攻防並施的各種拳法訓練。椿靶功的鍛鍊，是一種強化肌體感覺，提高力量的練習。

傳說過去少林寺中練功的椿靶，是將露出地面的木椿，雕成與人同高的人像，在人像各重要部位刻上所謂「死穴、暈穴、麻穴」等諸多穴位孔點。打椿時，以凌厲的攻擊手段，並根據自己的鍛鍊重點或意想中的搏擊需要，反覆在上述部位進行拳打、指戳、掌擊、肘頂、身靠、膝撞、臂劈、腿掃、足擊……等模擬性技術實戰練習。隨著時代變遷，椿靶的傳統功法練習逐漸趨向於普通化，而演變成擊柱、撞牆、踢竹、打樹……等方法。

初學椿靶功，可在椿靶上纏上柔軟的東西如棉布、稻草等，盡可能地避免皮膚、關節和筋骨的創傷。少林拳法的椿靶練習，可以強化肌肉的感覺，進一步提高實戰能力，培養迅疾、靈活的身法、步法、眼法，還可以促進進攻技術和防守技術的巧妙配合。

(2)練椿靶功注意事項

1.擊打椿靶時，要遵守循序漸進的原則，初學時力量要輕，逐步體會感覺，逐步增加力量，逐步加快速度。切忌急於求成。

2.在立柱上裝置的上、下兩個伸出的短木柱是假設的對手的四肢，因此木柱的高矮應依據本人的身高、習慣和訓練目的靈活調節。在傳統「椿靶」的立柱上，都鑽有上、下不同位置排列的圓孔，便於隨時調節插放短木柱（但要注意圓孔和木柱間的空際要緊密，以不致晃動為宜）。

3.椿靶的訓練，即可進行單一專項練習，也可進行左、右環繞式

組合動作訓練。但無論是何種練習，初學者，動作都不宜過猛，更不可妄發拙力。

　　4.樁靶功的準備活動和練後的整理按摩的程序、內容與「沙袋功」相同，其他技術要領，也基本與「沙袋功」相同。可參閱「沙袋功」一文。

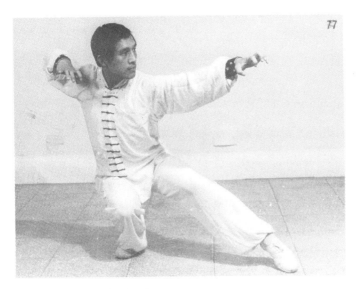

演練少林拳的秦慶豐先生

第五節　少林腰胯功

　　腰胯部在武功中被稱之為「中節」，它是聯繫上下肢體的樞紐。在拳法中，只有「中節」隨得迅敏、協調、有力，才能使「根節」（指下肢）的起動力有效地傳遞到「梢節」（拳、足部）。如果想使武術的攻、防技術達到身法穩固、步法扎實、勁力完整、靈活多變，腰胯功的練習十分重要。因此武術諺語講：「身動如龍行，力從腰胯生。」（註：胯即髖部）「練拳不練腰，必定藝不高。」「胯隨腰轉，耳隨步行。」等等，都是前人的經驗概括。如果腰胯部缺乏鍛鍊，就會產生程度不同的動作遲緩僵滯、力不順達等現象，動作顯得呆板、笨拙，不可能迅疾自如，必然體現不出拳法的氣勢，更談不到拳法的運用。所以無論是初學還是有一定武術基礎的人，都應始終堅持「腰胯功」法的鍛鍊，其拳術才有可能真正體現出少林拳技法的風格和神韻。

　　「腰胯功」是以提高腰、胯部位的關節、韌帶、肌肉的靈活性、彈性和控制能力為主的練習，具體來講，是使腰、胯部的肌肉、肌腱、韌帶的伸展和拉長，使之具有很好的延展性和收縮性。腰功練習對減緩肌肉的萎縮、老化，保持彈性，避免運動傷損，增強血液循環的正常運行都十分有益。另外，腰、胯的活動可直接促進內臟器官運動。尤其對於腎功能的健康，其輔助療效十分明顯，堅持鍛鍊「腰胯功」，從中醫養生學來講，可「養陰保精，腎氣充沛，精神旺盛，耳聰目明；身手靈活，骨堅筋強……」。

　　因此「腰胯功」既是少林武術的專項素質訓練，又是強身治病的方法。

(1)左右擺石（移星摘月勢）

一、動作說明

1.兩腿左右開立（距離約為本人腳長的三倍），兩腳尖朝前，兩腿屈膝半蹲，十趾抓地，重心落於兩腿之間，膝部外展與腳尖垂直，襠部撐圓成馬步姿勢。身體後面放置一平桌（台），與背部相距約55公分（以兩手叉腰向後轉，肘部不能觸桌邊為宜）。右手叉腰，左臂部平抬略伸直，掌心朝下抓握一鐵球，眼看左手（圖78）。

2.接上動，上體向左向後方擰轉，左手握球隨之平擺，當腰部轉至極限角度時，將球放置於右肩後側的桌面上，頭同時向左後轉，眼看左手（圖79）。

3.接上動，上體迅速向右擰轉左臂隨之平擺至體左，掌心朝下，眼看左掌（圖80）。

4.上動不停，上體繼續迅速向右擰旋，左臂經體前擺至右肩側時，抓握放置在桌面上的鐵球。頭部同時向左後轉，眼看左手（圖81）。

5.接上動，左手抓起鐵球，上體迅速再向左後方擰轉，左手隨之向左成弧形平擺約360度，當腰部轉至極限角度時（約180度），將鐵球仍放置於右肩後側的桌面上。頭同時向左後轉，眼看左手（圖82）。

二、技術要點與注意事項

1.左手握球轉體練習後，再換右手抓握鐵球的轉腰練習，方法同上，方向相反。

2.轉腰練習時，上體擺動要盡量利用擰轉時的慣性，步型和高度要基本保持不變，並掌握好身體重心的平衡。

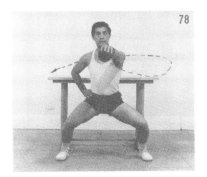
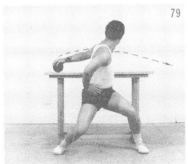

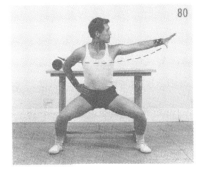
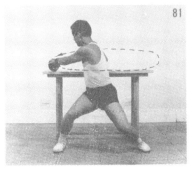

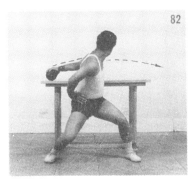

3.要做到眼隨身轉，轉身時要迅速。動勢中的呼吸要自然，也可配合左、右轉體，一吸一呼。

4.鐵球重量的大小，桌子的高矮，要根據自己適應情況靈活掌握，因人而異。

5.如果沒有鐵球，也可用磚、石、啞鈴或其他物品代替。

(2)前後掄拋（仙虎拜佛勢）

一、動作說明

1.兩腿左右分開（距離約為本人腳長的三倍），腳尖朝前，十趾抓地，兩腿伸直，上體前俯，左手握住腿間一啞鈴（石鎖、壺鈴、磧石、鐵球均可），右臂伸直置於體後上方。眼看左手（圖83）。

2.接上動，兩腿微屈，雙足用力蹬地，腰、腿協調用力，上體直起，左手隨身體直起同時經體前沿弧形軌跡掄起；眼看啞鈴（圖84）。

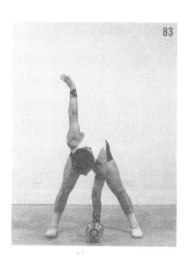
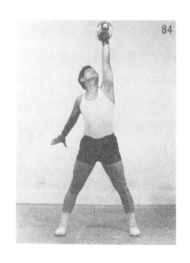

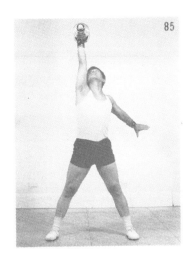
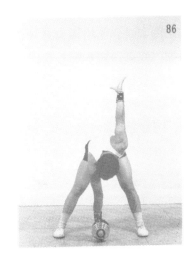

3.接上動，左手將啞鈴拋起，右手由體後隨勢擺起，迅速抓握空中啞鈴並伸直手臂，同時左手隨勢下擺至體側後方；眼看啞鈴（圖85）。

4.接上動，右手持啞鈴隨上體前俯，向下至兩腿間掄擺，向後擺時盡量達到極限角度；左手隨勢上抬至體上方；眼看右手（圖86）。

二、技術要點與注意事項

1.石鎖、啞鈴、壺鈴、鐵球等要根據自己的手型大小和承受能力選擇。使用應做好檢查，確保安全。

2.手持啞鈴等物體在掄擺、拋接時，要沿身體前中垂線進行，不可左右偏離。兩臂在拋接時，肘部要略彎屈，不要聳肩、駝背。

3.上體抬起時，應做到：挺腹、直腰、收臀、挺胸、昂頭；向下俯身時，膝部要挺直，低頭，同時兩足要抓地、站穩。

4.啞鈴拋起時，不可過高，更不能使啞鈴轉動；向下掄擺時，啞鈴不可觸地，要達到體後極限；眼睛始終隨看啞鈴。

5.呼吸要自然,上體直起時吸氣,前俯時呼氣,即「起吸落呼」;動勢中不可使用蠻力或憋氣練功,要結合啞鈴上、下擺動所產生的慣性,做到與勢相隨,呼吸自然。

6.要精神貫注,思想集中,不受外界環境的任何干擾,避免運動損傷。

(3)轉身後頂肘(豹子撞林勢)

一、動作說明

1.兩腿屈膝半蹲成馬步姿勢,兩拳收到腰間,拳心朝上,眼看前方(圖87)。

2.接上動,上體向左轉,左手握拳,拳心朝下,左臂屈肘抬起與肩平向後撞擊,力達肘端(背後可放置:沙袋、木樁、牆靶、木板等,與後背相距約30—35公分,以肘端轉身可觸到為宜)。右手成柳葉掌,掌指朝上,肘端下垂,推按左拳面;頭左轉,眼看左肘端(圖88)。

3.接上動,上體迅速右轉約180度,動作同上,方向相反(圖89)。

二、技術要點與注意事項

1.腰部轉體時要盡量達到極限角度,應靈活、迅速,不僵不滯。

2.兩肘端向後頂擊不可過分用力,左、右肘端要頂在背後物體的同一點上;眼要隨勢轉,擰腰轉背,肩沉肘實,勁力順達,動勢自然。

3.初學此功時,速度要慢些,循序漸進;後側物體可安裝保護墊,避免肘端受傷;轉體過程中,要保持身體平衡、重心穩固,十趾抓地。

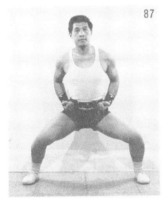
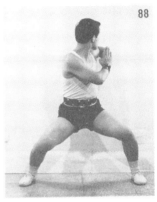
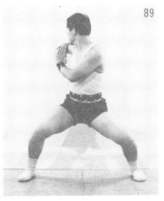

⑷轉身後推掌（青龍探爪勢）

一、動作說明

1.兩腿屈膝半蹲成馬步姿勢，眼看前方（圖90）。

2.接上動，上體向左後轉，右手成八字掌向左後推出（背後放置沙袋、椿靶、牆靶、木板等，或對牆壁、石柱、樹幹練習均可，與練習者相距約25—30公分，以轉身時掌心能觸到為宜），掌指朝上，力達掌心；左手握拳置於腰間，拳心朝上；頭隨勢左轉，眼看右掌（圖

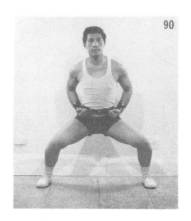

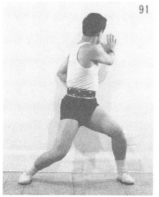

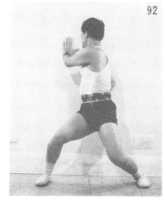

91）。

3.接上動，上體迅速向右向後擰轉，動作要求與向左時相同，唯方向相反（圖92）。

二、技術要點與注意事項

1.腰部應最大限度地擰轉，並要靈活、迅速。左右手掌應撞擊在沙袋的同一點上，高度與肩平。

2.轉體過程中，兩腳不要移動、離位，重心在兩腿之間，要保持

穩固，呼吸自然。

(5)涮腰（風擺荷葉勢）

一、動作說明

1.兩腳左右開立（中間距離約為本人腳長的三倍），腳尖朝前，兩腿伸直；上體前俯，兩臂自然下垂，置於體前兩腳之間，手指略前伸不要觸地，與兩腳尖相距約25—30公分；眼看地面（圖93）。

2.接上動，以腰為軸，上體向左擰轉，重心移向左腿，右臂隨之擺至左前上方，左臂擺至左腿後側；隨勢左腿略屈半蹲，腰、胯盡力向左前伸，眼看左下側（圖94）。

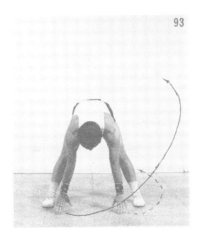
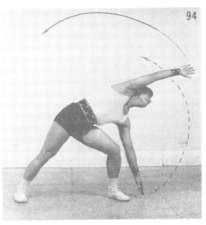

3.接上動，上體繼續向左後方擰轉，腰部後仰，兩腿隨之略伸直，重心落於兩腿之間；兩臂隨之向後擺，右臂向左後方划弧至頭右上側，左臂擺至頭部左上側；仰頭、挺胸、鬆腰；眼看右手（圖95①95②）。

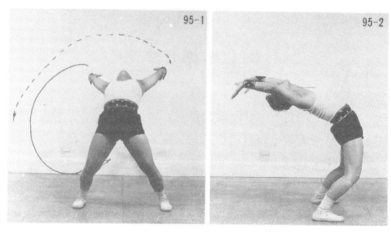

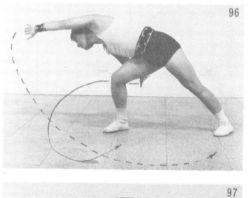

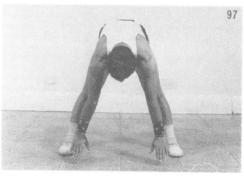

4.上動不停，上體繼續由後向右側撺轉，右腿隨勢略屈，重心移至右腿，腰、胯盡力向右前伸，兩臂隨之向右掄擺，右臂劃弧置於右腿後，左臂劃弧置於右前上方；眼看右下側（圖96）。

5.上動不停，上體繼續由右向前撺轉，還原成原姿勢（圖97）。

二、技術要點與注意事項

1.此功法以腰、胯為軸心，以兩臂為半徑進行圓形轉腰擺臂的運動；繼上述動作向左撺旋一周後，可反覆按此方向繞環多次，然後再向右進行同樣次數的反方向繞環，使腰部兩側得到均衡的鍛鍊。

2.「涮腰」時，兩腳要站穩，腳跟不得抬起，十趾抓地，以保持身體重心的平衡；重心轉移要協調、自然。

3.涮腰動作要做到：連貫不停，不僵不滯，靈活自如；兩臂部要盡力伸展，以增大繞環的幅度。

4.轉動快、慢要因人而異，初學時以慢為宜；呼吸要自然、協調，隨勢呼吸；可按照上體前俯時呼氣，後仰時吸氣的方法進行。

5.初練此功時，有時可能會出現暈眩、站立不穩等現象……此時可暫停練習，稍休息。初學者可用雙掌反托腰部，旋轉幅度略小些，注意力停在腳部十趾間。患高血壓、腦血管疾病者禁練此功。

6.還可兩手持鐵球、石鎖（小型）或把握一鐵棒、木棒（長約一公尺）以及繩帶等練習，增大功法的難度和規範性。

(6)雙臂盤打（烏龍翻捲勢）

一、動作說明

1.兩腳左右開立，右腿伸直，左腿屈膝半蹲成左弓步；上體向左傾斜，重心移至左腿；右臂向左方伸出（置於左腿前，掌心朝內，掌指朝左下方，左臂屈肘，插於右臂內側，掌心朝內，掌指朝右；眼看

右掌（圖98）。

2.接上動，上體微起並向右轉，右腿屈膝半蹲成右弓步，右掌沿黑線向右劃弧至體右側，與肩同高，掌指朝右，掌心朝外；左掌沿虛線伸臂向左擺起，成圖99姿勢，眼看右掌（圖98—99）。

3.接上動，上體略向右轉，重心移至右腿，左、右臂沿虛、實線成弧形掄擺成圖100姿勢，高與眼平；眼看左掌（圖99—100）。

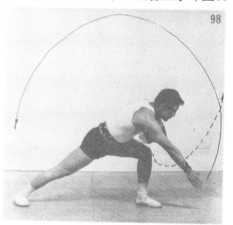

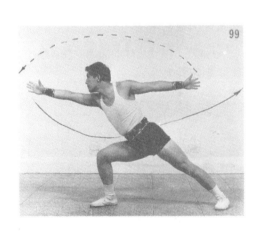

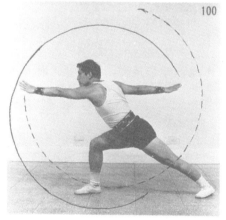

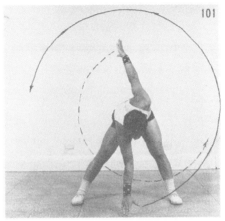

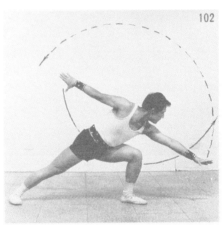

4.上動不停，上體前俯向左順勢轉體，重心移至兩腿之間，左、右掌沿線掄擺成圖101姿勢。而後上體繼續前俯左轉，左腿屈膝半蹲，右腿蹬直成左弓步，右掌掄擺置於體右側，掌心朝後；左掌掄擺體左側，掌心朝下成圖102姿勢。眼看左掌（圖101、102）。

5.接上動不停，還原，反覆進行。

二、技術要點與注意事項

1.上述動作除第一動為「起勢」外，是一套完整的動作，中間不能停頓；可進行正、反兩個方向的反覆連續練習。

2.練習時要求兩臂盡量前伸，肩背部鬆順，以腰部為軸，盡量伸展。兩腳均以腳掌為軸變換方向，並注意保持好重心的轉移和身體的平衡。

3.初學時動作不宜過快，待掌握熟練後，再增加速度。

4.動作過程中，以右手為主動手，帶動左臂掄擺（反方向以左手為主）。

5.練習熟練後，還可手持小型石鎖、鐵環和沙袋等輔助器具，以增加功法的力量和難度。

(7)前側俯身（仙女拜月勢）

一、動作說明

1.直立，兩腿並攏，兩手五指交叉，反腕向頭頂上方略用力托起，掌心朝上，兩臂伸直，兩臂及背部要盡力向上拔伸（圖103），腰胯部用力的感覺是盡力向下沉坐，以腰、胯為軸隨勢向左、右各轉三小圈（動作幅度要小）；使腰椎、肌肉、韌帶盡力伸展（類似「伸懶腰」的姿勢），眼看雙手。

2.接上動，身體姿勢不變，上體最大限度向後彎，兩臂盡量向頭後引擺，做到挺胸、仰頭、挺腹、收臀，目視雙掌（圖104）。

3.接上動，以腰、胯為軸，上體前俯，腰部盡量前伸，兩臂勢向前下方盡力拉伸，掌心朝下，觸按地面。做到：抬頭、塌腰、順肩、收腹、挺膝，眼看兩掌（圖105）。

（上述前，後動作要連續，反覆做數次）。

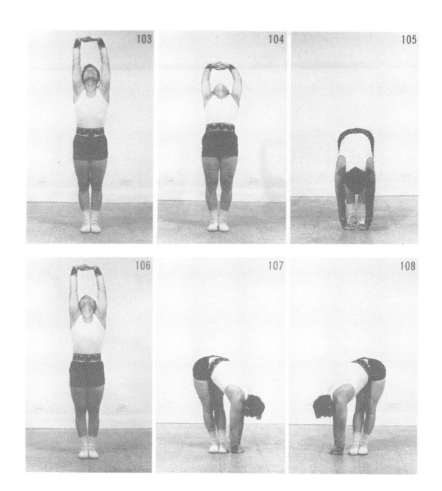

4.接上動，上體抬起，兩臂隨之擺起至頭頂上方；掌型不變，掌心朝上。做到：仰頭、塌腰、收臀、挺膝，眼看兩掌（圖106）。

5.接上動，上體以腰、胯為軸，向左側轉腰下俯，腰部盡力側伸，兩掌在體左側觸地面。要求：抬頭、塌腰、鬆肩、挺膝，收腹、撐腰，眼看兩掌（圖107）。

6.接上動，上體由左側台地向右轉身，以腰、胯為軸，撐腰向右側下俯，姿勢與圖107方向相反（圖108）。

二、技術要點與注意事項

1.俯腰練習前，一定要認真做好準備活動，用力動作應自然、順達，呼吸順暢。

2.腰功練習，應盡力增加動作幅度，不宜過快。掌心觸按地面後，可略作停頓，足部十趾抓地。俯腰時呼氣，向後震彎腰時吸氣，氣不努不憋。動作應沿身體中線完成。

3.左、右側俯腰練習，可連續、反覆做數次，兩臂撐掌要沿身體左、右兩側成立圓弧形擺動。動作要自然、伸展，掌心觸按地面後，可略作停頓。由於動作幅度大、有一定難度，需掌握好身體重心平衡。兩足站穩，手眼相隨。動作過程中兩手交叉緊密，保持手型始終不變。

4.初學時如站不穩，兩腳可略分開練習。患有高血壓，腦溢血等症的病人，禁止練習此功。

⑻左右碾椿（金鋼伏虎勢）

一、動作說明

1.兩腳左右開立，成馬步姿勢。兩手握拳，置於腰間，掌心朝上。眼看前方（圖109）。

2.接上動，兩拳分別沿實、虛線同時向腹前相對伸出，成圖110姿勢。眼看前下方（圖109—110）。

3.上動不停，以胯為軸，身體略向右轉，左腳以前掌為軸，腳跟隨勢抬起，旋約90度，成左跟步姿勢，身體重心落於兩腿之間。右臂由腹前沿實線成弧形上撩，置於頭右側與眼同高，拳心朝後。左拳同

時經腹前向下擺，拳心朝後，置於左胯側成圖113姿勢。眼看左下方（圖111）。

4.接上動，兩臂屈肘沿實、虛線同時收至胸腹前（右拳在上，左拳在下），左腳隨勢內旋90度落實，腳尖朝前，還原成馬步姿勢，眼看前下方，成圖112的姿勢（圖111—112）。

5.上動不停，身體迅速略向左轉，右腳以前掌為軸，腳跟隨勢抬起外旋約90度，成右跟步姿勢。身體重心落於兩腳之間。左拳經胸前

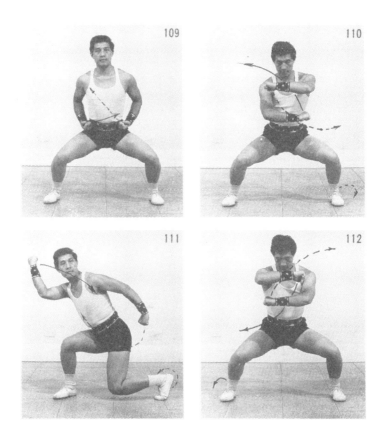

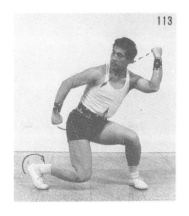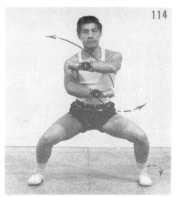

由右小臂內側沿虛線所示向左上方上撩,置於頭左側與眼平,拳心朝後見圖113。同時右拳沿實線由腹前向右下方成弧形下截,置於右胯側,拳心朝後。眼看右下方(圖112—113)。

6.接上動,兩臂屈肘沿實、虛線所示同時收至胸腹前(左拳在上,右拳在下)右腳隨勢內旋90度落實,腳尖朝前成馬步,眼看前方還原成圖114姿勢。左右反覆練習(圖114)。

二、技術要求與注意事項

1.準備姿勢是此功法練習的基礎。要做到:扣足展膝、襠部撐圓、胸腹內含、立腰開胯、膝正臀斂。

2.向左、右轉體時,均以前腳掌為軸,以胯為轉動中心部位,上體可隨勢向兩側略作傾斜,但不可前俯、後仰,保持身體重心的平衡。

3.兩臂的擺動要與下肢配合協調,做到手眼相隨,節奏分明,靈活自如,同時完成。

4.呼吸要自然,密切配合動作的左、右變換,例如左跟步時吸氣,右跟步時呼氣,也可動作過程中吸氣,向兩側截拳時分別呼氣。此

功法又稱「旋捧椿」。

(9)左右歇步轉身（回頭望月勢）

一、動作說明

1.準備姿勢如圖115所示，兩腿左右開立（距離與肩同寬），腳尖朝前，兩膝挺直，兩臂側平舉，兩手握拳，拳心朝下。眼看前方。

2.兩腳後跟抬起，兩腳以前掌為軸，向左後旋轉約180度兩腿隨勢屈膝全蹲，交叉靠攏，左腳全腳著地，腳尖外展，右腳前掌撐地，膝部貼近左腿外側，臀部坐於右腿接近腳跟處，成左歇步。同時**兩臂**也隨掄擺，右臂略內旋向上，屈肘架於頭頂上方，左臂仍保持側平舉。上體微向左傾，重心落於兩腿之間，眼看左掌（見圖116）。

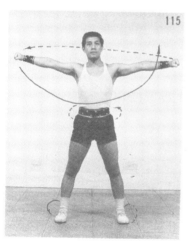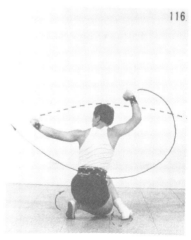

3.接上動，身體右後轉180度，兩腿立起，手臂按實、虛線所示掄擺還原成原準備姿勢（見圖117）。

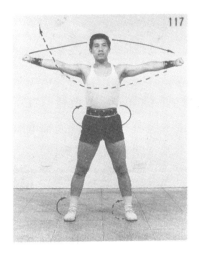
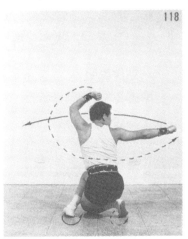

4.接上動，身體向右後轉180度，成圖118，動作同圖116，唯方向相反（見圖118）。

二、技術要點與注意事項

1.擰轉身體時，應以腰、胯部為中心發力，成全蹲姿勢時，腰背部要盡量伸展、側擰，增大腰背部的韌帶和肌肉鍛鍊。

2.保持重心平衡，前腳尖要盡力外展，兩腿貼緊。腰、胯、膝、踝、關節要轉動靈活、迅速、不僵不滯。

3.上、下肢配合協調，手眼相隨。呼吸順暢，轉體時吸氣，成全蹲姿勢（歇步）時呼氣。

⑽仆步掄拍（古樹盤根勢）

一、動作說明

1.兩腿左右開立（距離約為本人足長的三倍），足尖朝前。右腿屈膝全蹲，全腳著地，左腿挺膝伸直，腳尖內扣成左仆步。上體向左

側下俯，右臂前伸，掌心朝下，拍擊左腳面，左掌置於體後側，掌心朝後。眼看左腳（圖119）。

2.接上動，上體迅速右轉，左腳隨之屈膝全蹲，右膝挺直，腳尖內扣，成右仆步。上體隨勢向右側下俯，右臂同時由左側向體前、向右、向身後平擺，置於體後側，掌心朝下，左掌前擺拍擊右腳面。眼看右腳（圖120）。

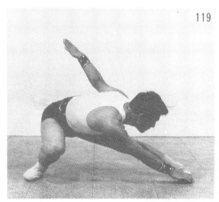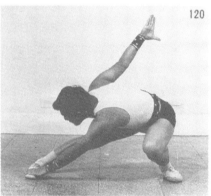

二、技術要點與注意事項

1.左、右仆步掄拍交替練習，中間不停頓，連續拍擊。

2.左、右轉體要靈活，肩背、腰部要儘量前伸，擊拍要準確、響亮，上下動作配合要協調。要做到收腹、開胯、擰腰、塌腰、十趾抓地。

3.仆步互換要隨勢而變，迅速靈敏。重心要穩固，腳後跟、腳外緣均不得掀起，屈腿膝部要外展，臀部內收、下沉。

4.兩臂掄擺自然、放鬆，肩部不能聳起，身體轉動時以腰、胯為

軸，上體不可立起。做到手眼相隨。

　　5.呼吸要自然、順暢。體轉時吸氣，拍擊時呼氣。

⑾其他腰胯功

　　傳統的腰胯功練習，除了上述十種鍛鍊方法外，還包括：甩腰（上體直立，向後彈腰）、前俯腰（前俯雙臂抱貼腿）、下腰（向後彎腰，成石橋姿勢）等腰部專項練習。

　　同時還包括：正、側、斜、反、壓腿，及外擺、裡合踢腿、豎叉、橫叉、插步翻腰等直接和間接性的輔助練習。

　　這些基本練習，都可以有效的提高腰、胯部柔韌、力量等素質。配合腰胯練習，還應重視進行多種形式的腹、背肌練習。也有不少武術家常常借助於傳統長器械和軟兵器進行以腰、胯為主的鍛鍊。

　　例如，手持大刀、石擔、鐵棍、長條凳、大槍、大戟、飛叉（單、雙、雙頭）、月牙鏟、大鐵鏈、三節棍、十三節鋼鞭（大節）、流星雙錘等，以傳統的定位轉體、活動性翻腰轉體、拋接坐躺滾翻等姿勢進行各種技法的雲、轉、舞、盤、托、掄等練習。來鍛鍊自己腰部、臀部和腿部的靈活、勁力及全身的協調性。

　　特別提出注意的是，由於腰椎的關節間隙較大，腰肌附著在腰椎棘突上的肌肉部分較少，容易造成損傷。一定要遵循先易後難、先慢後快、先徒手後負重的循序漸進的原則進行練習。

第六節　少林鐵臂功

　　「鐵臂功」是少林傳統武術基本功的關鍵功法之一，內容包括：鼎功、貓行功、推起功、格臂功、運石功、鐵球功、旋臂功、抖大杆子等。「鐵臂功」不僅是提高手臂力量等素質的鍛鍊方法，還可以通過它體會對抗中臂部肌肉力量運用的各種不同感覺，體會「以柔克剛，以剛制柔」技法的運用。「鐵臂功」的訓練是武術從基本功過渡到實戰練習的基礎功，而且具有健身和技擊雙重的鍛鍊意義，是一種十分珍貴的傳統功法。

　　「鐵臂功」練習方法簡單、易掌握。但練習中一定要遵循要點，才可避免出現偏差。

　　初學時，最好有練功實踐經驗的老師的旁指導。

　　古語說：「千里之行，始於足下。」「冰凍三尺，非一日之寒。」必須扎扎實實地練功，不可急於求成。器具練習，要選擇比較光滑，結實耐用、乾淨、無裂痕，輕重粗細適宜的木柱、樹幹、沙袋、石鎖、石擔、石磚、啞鈴、壺鈴、槓鈴片等物。

　　練功前，充分注意準備活動，使各關節、韌帶、肌肉充分伸展和放鬆，也可以配合自我肢體的「排打」和按摩，使肌體充分適應重力鍛鍊的感覺和活動幅度，避免關節、肌肉、韌帶在運動中扭傷或拉傷。

　　這裡從少林拳傳統的「鐵臂功」中，選擇兩類主要鍛鍊方法介紹如下：

【1】格　臂　功

一、肩　靠

1.動作說明

①面對椿靶（或沙袋、樹幹等），距離20—30厘米，兩腿開立，兩腳間距離約本人腳長的兩倍，兩腿略屈；左掌按於腹部丹田處，右掌按於左掌背上，兩眼注視沙袋（圖121）。此動為「調息」，使精神逐漸集中，氣沉丹田，為下一步做好思想、呼吸、意識等方面的準備。

②接上動，身體略向左轉，右腳跟提起外旋90度，腰胯隨勢左撐成右跟步；同時右手握拳，以右肩部向前方偏左撞擊沙袋（並配合短促呼氣）；眼看沙袋（圖122）。

③接上動，身體向右轉，以左肩撞擊沙袋，動作與上述相同，唯方向相反（圖123）。

2.技術要點及注意事項

①左右肩部頂撞沙袋時，全身協調用力，用腰胯發力，撞擊要準確（以三角肌為著力中心點）；轉身時以前腳掌為軸碾地轉動，兩腿

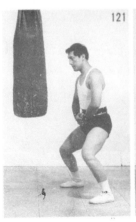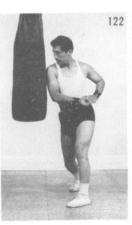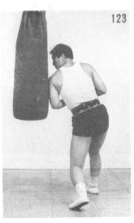

變換要協調、靈活。

②肩部不可上聳。

③左、右肩撞靠沙袋的練習，要連續進行，次數可因人而定，以感到肩部產生酸、脹和適度的疼痛感為宜。

④撞擊時，兩手在腹前位置，可根據左右轉身的幅度適當進行調整；呼吸要自然、順暢，功法練習中以「蓄吸發呼」為原則。

⑤撞擊不宜硬靠硬頂。初學時最好先利用活動的沙袋，或在木椿上纏上較厚、軟的布袋（內裝棉、鋸末、沙等物）進行適應性練習。

⑥撞擊時肩臂部肌肉要緊張，撞擊後應即時放鬆。

二、臂　靠

1.動作說明

①面對沙袋（或椿靶、石柱、樹幹等），屈膝半蹲成馬步；兩手握拳，屈肘握於腰間，拳心朝上；眼看沙袋（圖124）。

②接上功，身體左轉，右腳跟提起外旋90度，隨腰胯擰轉成右跟步；右臂向體左前伸出，前臂稍屈拳心朝左，高與頭平，同時以上臂外側向右前方成斜向橫靠沙袋（內含撞擊、靠托之功）；左拳不動，眼看沙袋（圖125）。

③接上動，右拳收至腰間，左拳隨身體右轉由腰間經體前向右前上方伸出，隨勢以左大臂外側向左前方成斜向橫靠沙袋，動作完全與上述相同，唯方向相反（圖126）。

2.技術要點及注意事項

①兩臂斜向橫靠沙袋（類似於武術動作中的靠山掌）時，可結合掌法、步法進行進、退活步練習，即靠右臂斜上右步，靠左臂斜上左步的前後步互換練習。

②兩腳與沙袋之間的距離要根據自己的身高和臂長而定。距離較

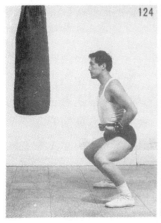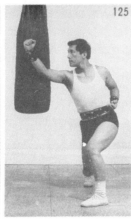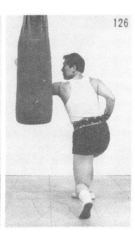

遠時難度較大。

③初學此功時，兩拳沿體前成弧形斜上撩（撞）靠，擺動幅度不宜過大，肘部約屈120度即可。還可採用近距離大臂緊貼上體的辦法靠出，借用身體的轉動，以避免臂部受傷。

④撞靠時，臂部肌肉要適度緊張，動作力求自然、順達；呼吸仍以「蓄吸發呼」為原則。

三、橫　撞

1.動作說明

①面對沙袋（樹幹、椿靶、石柱等），相距約20—30厘米，兩腿開立，腳尖朝前，兩腳距離約為自己腳長的三倍，兩腿屈膝半蹲，成馬步；兩臂在體側平行展開，高與肩平，兩手成立拳，拳眼朝上，拳心朝前；眼看沙袋（圖127）。

②接上動，身體略向左轉，右腳跟抬起外旋90度，腰胯隨之左擰轉成右跟步；同時以右大臂由右向左側橫向撞擊沙袋。眼看沙袋（圖128）。

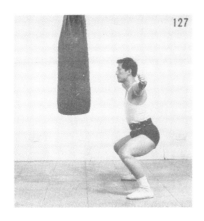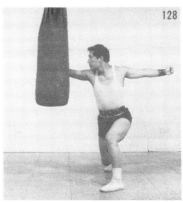

③接上動，用左臂橫擊沙袋。動作要領同上，唯方向相反（圖129）。

2.技術要點及注意事項

①眼看沙袋的位置，是兩臂撞擊的受擊點。

②橫向撞擊時，兩臂要微屈，肩、肘下沉，腕部挺直，雙拳握緊；兩臂始終成側平，握拳狀態。

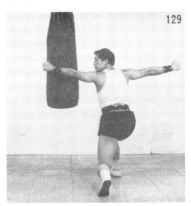

③身體左右轉動要靈活、有力，通過足、膝、胯、腰、背、臂的順序，使力量做到和諧、統一、完整。

④初學此功時，用力要略輕些，逐步適應；呼吸法同上。

⑤動勢中出現的跟步姿勢，是武術中的重要步型之一；其動作要點是前腿屈膝半蹲略內合，後腿前腳掌著地，腳後跟抬起，膝部彎屈下蹲，大腿與地面垂直，小腿基本與地面平行，轉動變換時，以前腳掌為軸。

四、格　打

㈠定點打法

1.動作說明

①甲（穿白色上衣）、乙（穿深色上衣），雙方面對站立，相距約一步遠，雙手自然下垂互相對視。兩腳距離約為本人足長的二至三倍（圖130）。

②接上動，甲、乙雙方同時屈膝半蹲成馬步；兩手變拳由體側抬起至肩平，拳眼朝上，拳心朝前；對視（圖131）。

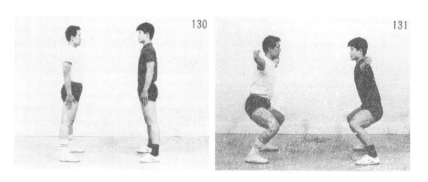

③接上動，甲、乙雙方同時右腿蹬直，成左弓步，身體略前傾；左拳由體側屈肘收至腰間，拳心朝上；隨勢雙方同時右臂向體前下方

、向左成橫臂斜向格撞對方小臂內側，格撞時成Ｘ形交叉，肘部略屈
；格撞時配以短促呼氣；眼互視格撞處（圖132）。

　　④接上動，甲、乙雙方同時將右臂由體前下方向左、向上，成弧
形反臂掄擺至體前上方，拳高與頭平，拳眼朝內上方，肘部略屈；雙
方用力以小臂外側相互格撞，兩臂成Ｘ形交叉，左拳不變，格撞時配
以呼氣；眼視格撞點（圖133）。

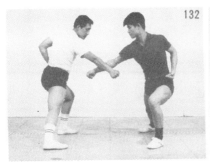
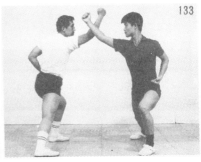

　　⑤接上動，甲、乙雙方左拳不動，右臂由頭前上方向左、向下、
向右下方成弧形掄擺，至腹前時，以小臂後側為力點，用力與對方同
時格撞，「拳輪」相對；肘部略屈，兩臂成Ｘ形交叉，同時配合動作
呼氣；眼視格撞點（圖134）。

　　⑥接上動，甲、乙雙方同時左腿蹬直，右腿屈膝半蹲成右弓步，
上體略前傾，重心落於兩腿之間；右拳屈肘收回至腰間，拳心向上；
左拳由腰間隨勢向前、向右橫擊，以小臂內側與對方格撞於腹胯前，
格撞時成Ｘ形交叉，「拳心」相對同時配合動作，短促呼氣，眼視格
撞點（圖135）。

　　⑦接上動，甲、乙雙方同時將左臂由體前下方向右、向上、向左

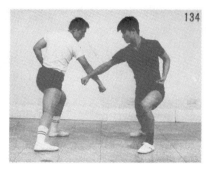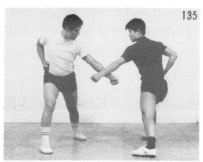

成弧形反臂掄擺至體前上方，同時用力以小臂外側相擊（圖136）。

　　⑧接上動，甲、乙雙方右拳不動，左臂由頭前上方向右、向上、向左下方成弧形掄擺，至腹前時，以小臂側面相擊（圖137）。

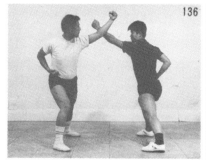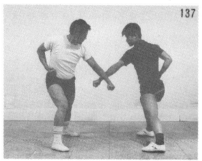

　　⑨接上動，甲、乙雙方同時右腿蹬直，左腿屈膝半蹲成左弓步，上體略前傾，重心落於兩腿之間，左拳屈肘收回到腰間，拳心朝上；右拳由腰間隨勢向前、向左，以小臂內側相擊，「拳心」相對（圖138）。動作至此，回到原姿勢。

　　2.技術要點及注意事項

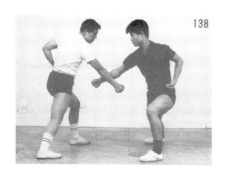

①甲、乙雙方左、右弓步的反覆變換，不移動位置。

②兩臂格撞逐漸加大力量；兩臂循環往復地不間斷練習。次數可因人而定；速度初學時不宜過快。雙眼視撞擊點。

③呼吸配合採用「蓄吸發呼」的原則：擊打的方位：內、外、後側，格撞時要準確。

④此功法簡單，易掌握。適宜初學者鍛鍊。

㈡活步打法

1.動作說明

①按圖130、131做好準備姿勢後，接前動作完成圖138動作。

②接上動，甲、乙雙方右腿向體前上一大步，屈膝半蹲成右弓步，上體略前傾；左拳不動，右拳由體前下方向下、向左、向右上方成弧形掄擺，至頭前時雙方以小臂外側為力點，同時反臂相互格撞，成X形交叉，拳高與頭平，兩「拳背」相對，肘部略屈，腕部挺直；隨勢配合動作短促呼氣；眼看雙方互擊點（圖139）。

③接上動，右腳不動，兩人同時將左腳向右腿後側插步，身體隨勢左轉180度，重心落於兩腿之間，上體略向前傾；後插步時膝部挺直，前腳掌著地，後腳跟抬起，成左插步姿勢；右拳隨勢屈肘收回腰

間，拳心朝上；左掌由腰間同時向上、向左、向側成弧形撩擺，肘部微屈，以小臂後側為力點，雙方同時相互格撞，兩臂成Ｘ形交叉，兩「拳輪」相對，高與胯平；隨勢配合動作短促呼氣；眼看雙方互擊點（圖140）。

④接上動，甲、乙雙方同時身體左轉，右腳跟內旋180度著地，腿部蹬直；左腳跟內旋90度著地，屈膝半蹲成左弓步，甲、乙小臂內側（或上側）相互格撞，其它動作同上（圖141）。

⑤接上動，甲、乙雙方身體同時向右轉，左腿隨勢蹬直，右腿屈膝半蹲成右弓步，小臂內側相互格撞，其它動作要求同上（圖142）。

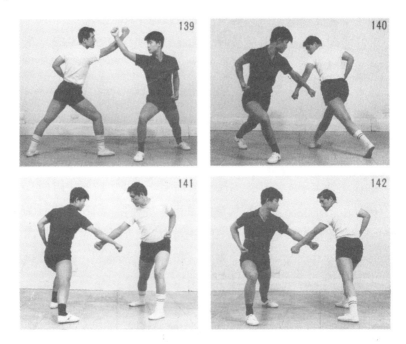

⑥接上動，甲、乙雙方同時右腿蹬直，左腿向體前邁一大步，屈膝半蹲成左弓步，雙方左臂成弧形掄擺。至頭前，小臂外側反臂相互格撞。肘部略屈，腕部挺直（圖143正、側面圖）。

⑦接上動，甲、乙雙方同時身體向右轉，左腿不動，右腳隨勢向左腿後側插步，膝部挺直，前腳掌著地，後腳跟抬起，成右插步姿勢，右後側成弧形撩擺，肘部微屈，以小臂後側相互格撞。兩臂交叉點與髖關節平（圖144）。

⑧接上動，甲、乙雙方同時身體右轉，左腳跟內旋180度著地，腿蹬直；右腳跟內旋90度著地，屈膝半蹲成右弓步，左拳斜向橫擺，以小臂相互格撞（圖145）。

⑨接上動，甲、乙雙方同時身體向左轉，右腿隨勢蹬直，左腿屈膝半蹲成左弓步。右小臂內側相互格撞。擊點高與腹、髖關節平（圖146）。

⑩接上動，甲、乙雙方恢復原動作，連續進行格臂動作。

2.技術要點及注意事項

①以上動作、步法的進行路線基本成圓弧形進行，格撞依次以小臂的內、外、後，內順序循環進行；速度、力量、次數可因人而定。「活步打法」適宜有一定鍛鍊基礎的人練習。

②身法、手法、步法、眼法、速度、韻律配合要協調、自然，甲、乙雙方要同時進行，格撞時擊點要準確，同時注意沉肩墜肘，收腹含胸。

③步法轉換要靈活、穩固，腳趾抓地，在轉動時均以前腳掌為軸，進行擰轉交換。

④兩臂動作連貫、迅速、順達、自如；肘部不可完全伸直，以避免肘關節撞擊時受傷；腕部挺直，拳握緊，撞擊的瞬間，雙方關節適

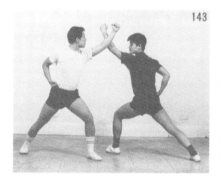
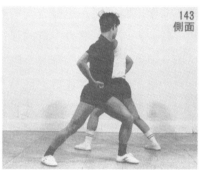

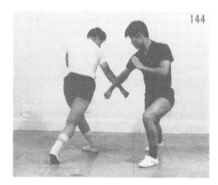
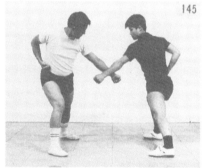

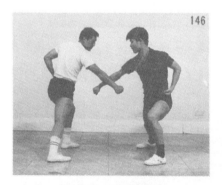

度緊張，用力適當。

⑤掌握好身體重心的平衡，採用「蓄吸發呼」的呼吸方法，即在動作準備勢、轉體過程中吸氣，發力格撞時做短促呼氣，可同時發「嘿、嗨、哈」等聲，以助發力。

⑥格臂功法練習後，在受擊部位按摩，必要時揉擦一些舒筋活血的藥水，以保障筋骨和皮膚的健康，促進血液循環。

【2】 運　石　功

一、撐　推

1.動作說明

①馬步，站樁姿勢，兩手持啞鈴（或石鎖、磚石等），分別屈肘收至腰間；眼看前方（圖147）。

②接上動，左手持啞鈴不動，右手用力內旋推出，手心朝下，高與肩平，肘部挺直，肩部前伸、鬆沉（類似平衝拳）；眼看右手（圖148）。

③接上動，動作要求相同，唯方向相反（圖149）。

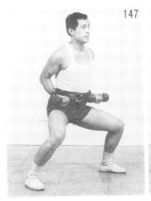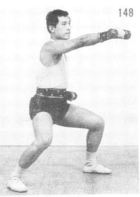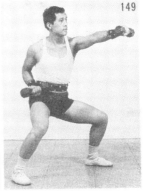

2.技術要點及注意事項

①兩手持啞鈴交替前推時要有節奏，用力適中，速度不宜過快。

②兩手交替前後撐旋、前推時，兩手間的距離掌握要適度，避免啞鈴相互撞擊，使手部發生擦、擠創傷。

③呼吸力求自然，不能憋氣，一般推出時呼氣；如果速度快，也可左推吸氣，右推呼氣。

④身體保持平穩、端正；注意適當間歇；最好進行分組練習（初學時每組十次即可，可做三至五組）。

⑤原地練習熟練之後，還可以半蹲姿勢邊向前走，邊推出啞鈴。

二、轉　推

1.動作說明

①馬步站樁姿勢。兩手持啞鈴（或石鎖、磚石、鐵球等）屈肘收至腰間，手心朝上，眼看前方（圖150）。

②接上動，右手持啞鈴沿實線成弧形擺動（參考圖150），擺至面前時，手臂內旋向右側撐轉用力向左側方平推出，隨勢右腿屈膝半蹲成右弓步，身體重心落於兩腿之間，上體略向右轉；眼看右手（圖151）。

③接上動，右臂沿實線返回腰際（參考圖151）。左臂動作與右相同，唯方向相反（圖152）。

④接上動，重複上述動作，見圖151、152。

2.技術要點及注意事項

①左、右手以撐旋動作推出時，動作要連貫、自然，循環交替，周而復始地連續進行（類似太極拳動作中的「雲手」）。

②推出後，肘部應略挺直。

③腰身、眼睛隨兩手的運行而轉動，身體重心隨弓步及手法的轉

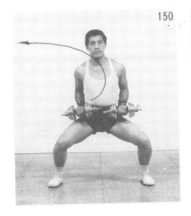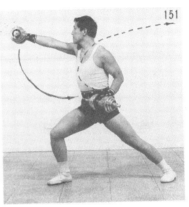

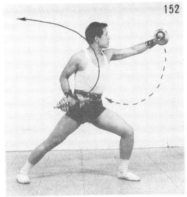

換而協調一致，做到不僵不滯，運用自如；同時腳趾要抓地，保持重心的穩固。

　　④齒扣唇閉，用鼻呼吸，要自然、順暢，不可憋氣，避免使用拙力。

　　除了上述練習外，還可採用「靜力」鍛鍊。方法是：馬步站樁，手臂平伸，在手腕處用繩帶套掛上啞鈴，這種負重練習的強度較大。無啞鈴等器械，可選用磚石、鐵球、水桶、小型沙袋等。還可以在兩

小臂及腕部套上較重（光滑）些的鐵環，增強臂部的功力。

三、運　臂

1.動作說明

①兩腿開立，兩腳間距離與肩同寬，兩腿挺直，身體保持端正，面對牆壁約一臂距離；右掌屈臂叉腰，左臂前伸，肘略屈，屈腕正推一鐵球，手成八字掌，指向上，力達掌心。掌心、掌指憑感覺將鐵球按在牆壁上並使球滾動。呼吸自然，肩部要鬆沉，眼看左手（圖153）。

②接上動，身體姿勢不變，用右手練習，要求同上（圖154）。

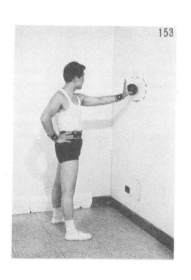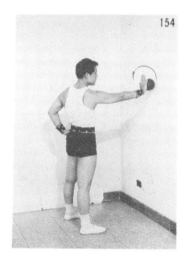

2.技術要點及注意事項

①可站立練習，也可採用馬步、跟步等步型練習，可單手推按，也可雙掌同時分別推按鐵球；可沿圓弧形滾動，也可沿上下、左右直

線進行滾動。

　②兩掌旋按鐵球時，要力發於足，以腰胯帶動肩背，要挺中帶活，整中帶巧，鐵球在掌心部滾動時，力量要均勻、重心要穩，注意掌心的感覺，同時要注意身體保持端正，收腹含胸，肩鬆肘沉呼吸自然。

　③鐵球的重量、大小要根據自己的實際力量來決定，最好掌握在能夠充分按住，並能按自己的意願進行自如滾動為宜。注意安全。

　④應按要求進行練習，通過體會武術沉、托、分、閉、按、推及螺旋等多種勁力的運用的感覺。

四、撐　　肘

1.動作說明

　兩臂屈肘，握拳於兩肩前，拳心朝內，肘部彎屈約小於45度，以肘端部位撐住地面，身體平臥懸空，兩腳並攏以前腳掌著地，成「肘臥撐」姿勢，頭略抬起，眼看前方（圖155）。

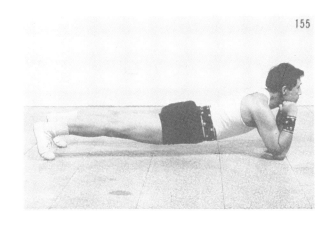

155

2.技術要點及注意事

①撐肘俯臥的動作，對於初學者來講，有一定難度，可在肘端下面墊上軟墊或帶上護肘練習。選擇練習場地要平整、乾淨。

②練習過程中，兩臂屈肘握拳要用力，肘端頂住地面，保持一種靜止不動的懸空姿勢。頭部上抬要自然，兩拳不得觸及頭部和下頦；背、腰、臀部要適當緊張、肩不聳、臀不凸，保持平衡。

③此功除了上述靜止練習外，還可進行姿勢不變的兩肘交替向前帶動身體前移的練習，或向左右成弧形移動。移動時身體部位始終保持與地面平行的狀態，同時以兩腳前掌助力前蹬，兩腿也可適當分開。

④思想集中，呼吸自然。不可憋氣。

此功法有較強的鍛鍊效果，同時可訓練全身的協調及肌肉控制能力。

五、舉　石

石擔分為兩種類型：一種是為進行臂部、背部、腰部、腿部等專門力量練習所使用的「重力石擔」。由一根較粗、長約1.5公尺的木槓和兩個直徑約30—40公分，厚10公分的石盤組成。練習的方法類似目前槓鈴的基礎訓練，如舉、推、扛、下蹲壓等。

還有一種輕力石擔，其石盤較小、較輕（一般直徑約20—30公分，厚約5公分），中間木槓較長並光滑，有較好的彈性。在練習頭部、頸部、背部、腰部、臂肘部時，運用擠、彈、轉、拋、雲、滾、抖等方法。這種輕石擔一般以練習全身勁力的協調和肌肉、關節的韌性、靈活性為目的。

進行「格臂功」和「運石功」等功法練習，衣服穿得不宜過多，皮膚也不宜直接觸及樹木、椿靶等，以避免受傷。在撞擊、受力的關

節和肌體部位上適當帶上護腕、護肘等防護用品。

練習時要使肩、臂、肘、腕部做到：

發之則緊，蓄之則鬆。

不拘不僵，勁力通靈。

力源膝足，主於腰胯。

運之肩臂，意氣勁通。

第七節　少林掌指功

「掌指功」在少林拳法的實戰中，佔有重要的位置，在近身搏鬥時，「七峰」（頭、肩、肘、手、胯、膝、足）中，手是接觸對手機會最多的部位。根據臨場戰機，以變化莫測的手法，進攻對手。對勝負有關鍵作用，所謂「出手如風馳電掣，勝負分乎瞬息之間。」「掌指功」的鍛鍊應達到「來去風速，勁路奇出，斬釘截鐵，勢如破竹」的功力效果。

少林拳法中的「掌指功」，分為外功與內功鍛鍊兩部分。其方法對增加手部及掌指（包括掌心、掌背、掌外緣、拳面、指骨、指端）的力量，特別是掌法運用時的爆發力，對肩、臂、肘、腕和手指關節的靈活性，對肌肉的彈性和表皮的硬度，都具有直接的鍛鍊作用。

學練「掌指功」之前，應先掌握少林拳法的基本手型和了解運用方法，才可獲得應有的鍛鍊效果。

在傳統的少林拳法中，有以下幾種主要手型。即：

拳：有平拳、單鳳眼拳、雙鳳眼拳、鳳點拳、瓦楞拳。

掌：有柳葉掌、八字掌、瓦楞掌、龍形掌、蛇形掌等。

勾手：有鶴嘴手、飛鶴手、螳螂手、鳳眼手等。

爪：有虎爪、鷹爪、鶴爪、龍爪等。

指：有金剛單指、金翦雙指、三陰指、寶禪四指、彈指等。

由於拳種特點、技法的不同，這些手型的應用特點也各不相同。但共同點是在技擊中，以拳、掌、指等接觸對方身體部位時，均使用「面」和「點」，所謂手峰。而手峰位置的不同，將引起拳術應用時的技術方法和攻擊目標的相應變化，形成各種不同的拳法類別。例如

「平拳」基本手型為：四指並攏後，用力向內捲屈，指端頂住掌心，握緊，拇指屈壓於食指與中指的的第二節上，腕部挺直（圖156）。「手峰」在應用時又稱為「拳峰」，包括拳面、拳眼、拳背、拳輪、拳心（參看圖156圖所示①－⑤）。拳面可用於衝拳（直拳、平立拳、俯拳、仰拳、斜拳、下栽拳）、撞拳（上勾拳、鑽拳）、橫擂拳（側擊、貫拳）；拳背可用於前崩拳及臂、反崩拳、扣拳、反臂下砸拳、橫崩拳；拳輪可用於反撩拳、劈拳、掃拳、抽拳、砸拳、抛拳；拳眼用於撩拳、挑拳、掛拳等。

又如「柳葉掌」基本掌型為：拇指內扣於「虎口」處，指骨緊貼掌沿，其餘四指並攏挺直，指端上頂，小指一側朝前（圖157）。「柳葉掌」可分為掌心和掌背、指端、掌外緣、掌根等（參看圖157①－⑤）。掌心和掌背可用於扇掌、拍掌、壓掌、撲面掌、按掌、擾掌、反撩掌、托掌、旋搏掌等；指端可用於穿掌、戳掌、插掌、鑽掌、點彈等；掌外緣可用於推、削、砍、掃、撩、劈、截、格；掌根在

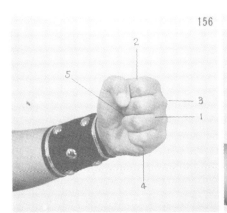

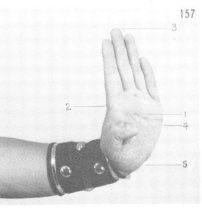

技法上一般是配合掌外緣助力和發勁。

在虎爪、勾手、指型的應用中還包括：抓、掛、拿、撩、撞、彈、崩、探、戳、點等不同的技法。因此，「掌指功」也就必須進行針對性鍛鍊。

現將功法練習的內容分別介紹如下：

【1】外　功　法

一、鼎　功

1.動作說明

面對牆壁，用拳面撐地倒立（圖158）。

2.技術要求及注意事項

①要求：兩腿伸直，兩腳面繃直靠攏，兩腳跟貼靠於牆壁上，肘、腕部用力挺直，兩拳心相對，中間距離與肩同寬，腰、胯部上拔，頭略抬起，眼看地面。

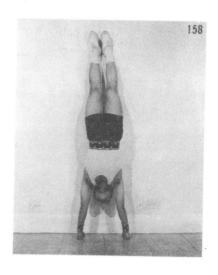
158

②可交替進行用拳、掌、爪、指等不同手型支撐的倒立練習。

③逐步增加難度，可做單臂支撐或倒立撐進行屈伸起練習；兩腳離開牆，做倒立。

④兩手與牆壁的距離要根據自己的實際情況靈活掌握，除腳部外身體其它部位均不得接觸牆壁。呼吸要自然、順暢，不可憋氣。

⑤初學此功時，可請人協助將兩腿扶上牆壁。可戴上手套，或在地面上放置些較軟的隔墊。並注意身體重心，保持平衡。

⑥練習時間每次三至五分鐘為宜。初學者一般不適應，可能產生頭暈感覺。可採用下蹲休息的方法，逐步適應後再站起。

二、貓行功（又稱鐵牛耕地）

1.動作說明

①兩手距離與肩同寬，雙掌撐地，掌指朝前，兩臂伸直，兩腿伸直並攏，腰、胯部盡量向後弓起，腹部內收，臀部凸起，下頦內收，眼看前下方（圖159）。

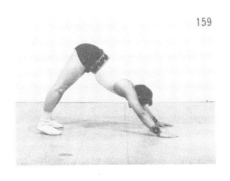

159

②接上動，屈肘，手腳位置不動，兩掌用力撐住地面，身體向下、向前以面部略貼近地面「擦地」而過；兩足同時助力前蹬，塌腰，

頭部略抬起，眼看地面（圖160）。

　　③接上動，身體繼續向下、向前依次以胸、腹、胯等部位「擦地」
而過後，頭部昂起，挺胸，腰胯順展、伸平，臀部內斂，腿部伸直，
身體重心略前移，兩臂隨勢挺直，眼看前方（圖161）。反覆進行。

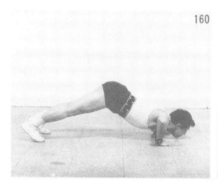 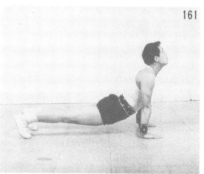

2.技術要求及注意事項

　　①動作要連貫、協調、靈活、有力。

　　②練功時，可採用負重練習。如在身上（肩、背、頸部）適當加
壓，放置沙袋等。

　　③採用腹式逆呼吸。即身體向後縮身動作時吸氣，身體向前、向
下俯身前伸動作時呼氣。

　　還可以與各種手型進行臥撐。見圖162—165。

三、捲棒功（定位捲棒）

　　這種功法練習，對增強腕、臂、肩、背、腰、腿、膝部的勁力，
手指的抓力及相應的靈活性都具有明顯作用。

1.動作說明

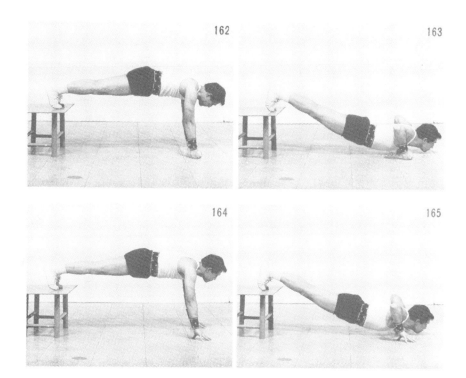

①馬步姿勢，兩手平伸，抓握一木質圓棒（直徑約３公分，長約30—40公分），在木棒中央係一根細繩（要選擇結實耐用的），下端尾部捆緊一重物（啞鈴、小壺鈴、鐵球、磚石均可），垂放體前（圖166）。

②做反覆上下擰轉的練習（圖167）。

2.技術要求及注意事項

①速度的快慢，可根據情況自行調整。

②兩手擰捲時，手指、腕部要靈活、協調、有力。

③肘部要挺直，兩臂保持平行，肩不可上聳，呼吸要自然，不可

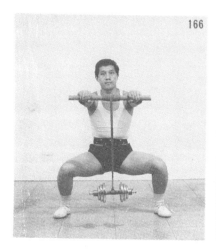
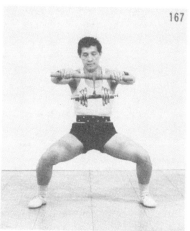

憋氣。功架姿勢要保持穩定、端正。

四、擰棒功（活位擰棒）

1.手把製作

選擇一根長約24公分、直徑６公分的硬質圓木磨光，製成中間為隔節、兩側為弧形的圓棒形手把（圖168）。再製作兩個直徑為６公分，長度為10公分的帆布（或皮製）套筒，分別套在手把的兩側（圖169）。使用前可在新木把和帆布套筒之間撒些滑石粉或打上蠟，使其柔滑不澀，便於抓握和擰旋。

2.動作說明

①馬步姿勢站好後，兩手抓握手把（套筒），兩臂略伸直，手心朝上，置襠前，眼看前方（圖170）。

②接上動，兩臂屈肘上抬置頦前，手把與下頦之間距離約25公分，肘端朝下，手心朝內，眼看手把（圖171①②）。

③上動不停，右手向內、向下用力翻擰，左手握把隨勢內旋垂至

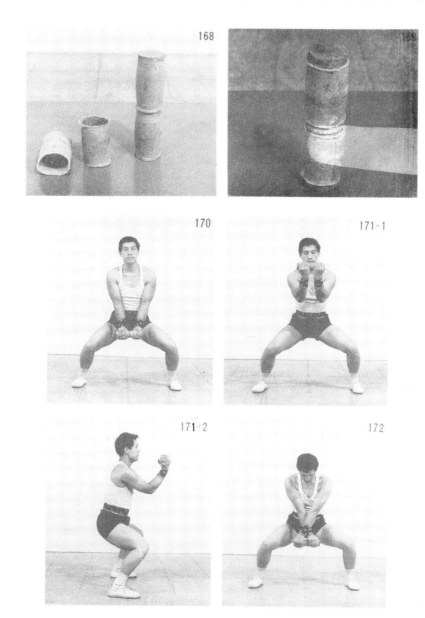

襠前，右腕在內，左腕在前，肘部挺直，手心朝內，手把成橫位，眼看手把（圖172）。

　　④接上動，右手翻擰，旋把向上，從體前收至胸前屈肘，手心朝內，成原橫把位，眼看手把（圖173）。

　　⑤上動不停，動作與③相同，唯方向相反（圖174）。

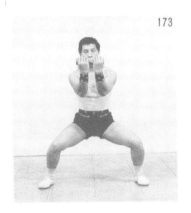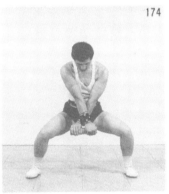

3.技術要求及注意事項

　　①雙手緊握手把，擰旋時主動手用力擰旋，另一手隨勢用力抓握，擰至襠前「終點」時，兩臂要同時用力挺肘、沉肩、下震，同時呼氣。手把沿體前上擰時，配合吸氣。

　　②旋擰練習反覆進行，每一組可做30—50次，速度的快慢可根據自己的熟練情況靈活掌握。

　　③動作要圓活、協調，節奏明顯，要用力而不僵，圓活而不懈，做到手眼相隨。

　　④功架姿勢保持不變，手把沿身體中線運動，不可觸及身體。

五、抓力功（「鐵球功」的一種）

1.動作說明

①馬步姿勢，右臂前伸，與肩平；右掌指分開，用力抓一鐵球，左掌成八字形置於體左側，掌心朝下，掌指朝前，眼看右手（圖175）。

②接上動，右手鬆開，鐵球落下的一瞬間左手隨勢用力抓住鐵球提至胸前（圖176）。

③兩組動作可反覆交替進行多組練習。

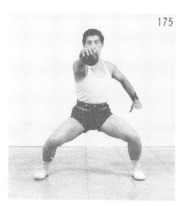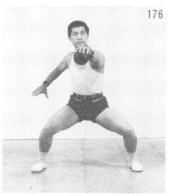

2.技術要求及注意事項

①馬步姿勢要端正，做到沉肩垂肘，收腹含胸，下頦內收，呼吸自然。

②上述動作為「單球拋接」，兩手分別抓握鐵球時，手指要用力。練習如感到疲乏或抓不住時，可暫停。進行臂、腕、手指的活動性按摩或間隙休息。

③鐵球大小、重量的選擇要根據個人的力量、手型靈活掌握。也可用石球、磚、石塊代替鐵球，或選用大小適宜的罎罐進行練習，方法是用兩手指端，分別抓扣罎罐沿口，並將其用力提起。隨著力量（功夫）的增長，可逐步地向罎罐內灌水、倒沙，利用逐漸增加重量的方法，提高鍛鍊的難度和功力。

④這種抓力鍛鍊可分別配合五指、四指、三指至兩指的強勁力練習。初學時，一般採用馬步椿的姿勢，隨著功力的增長，可結合武術中的具體步法進行活動式的配合練習，其目的是培養手指抓抱勁力。為武術手法應用打下良好基礎，即「以柔化解，發之以剛」。

六、撞擊功

1.動作說明

①面對椿靶（枯樹幹、石柱、沙袋、牆壁、靠墊等），一臂長間距，成馬步姿勢站好，兩手收置腰間，拳心朝上，眼看椿靶（圖177）。

②接上動，馬步姿勢不變，右拳變柳葉掌，迅速有力向體前撞出，以掌外緣撞擊椿靶，肘部微沉屈，掌指朝上，指尖高與眼平，身體保持端正，腰部隨勢微向左擰，眼看右掌（圖178）。

③接上動，換左掌撞擊椿靶（圖179）。

2.技術要求及注意事項

①馬步撞掌時，左右掌交替撞擊要連續、有力、協調，以腰助力。

②步型根據練習的目的靈活掌握，可採用弓步、跟步、騎龍步等，也可採用活步轉身撞擊練習，如能配合牆靶、千層紙、吊動沙球、擊吊板等多種練習方法，效果更好。

③除撞擊方法外，還可採取衝、劈、崩、撞、砍、格、掃、抽、

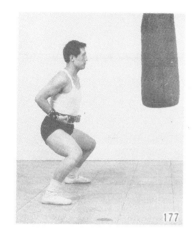
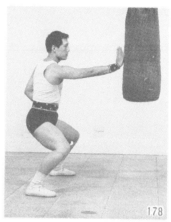

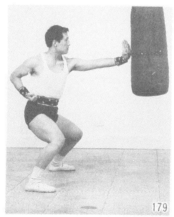

戳、啄、搨、拍、彈等不同手型、部位的擊打方法。

　④器具要硬度適中，保障安全。

　⑤初練此功時，手部可戴上護腕、簡易手套等，可先進行適應性
練習，以保護手部的安全。

　⑥呼吸方法採用腹式逆呼吸，如掌握逆呼吸感到困難，也可採用

自然呼吸，但一般以「蓄吸發呼，退吸進呼」為原則。

七、其　它

傳統少林武術功法練習，由於受其流派、拳種及流傳區域的影響，因此在「掌指功」的鍛鍊方法上，各具特色。下面我們介紹幾種，供武術愛好者參考。

1. 拋袋功

用帆布製做成寬半尺至一尺的方扁型沙袋（縫牢後內裝粗沙、鐵沙、豆類均可），做體前、體後、轉體、跨腿拋接等練習。或進行單人、雙人或多人的相互拋接練習，接袋時一般抓接沙袋的邊緣部位。此種練習既可以鍛鍊腕部及手指的靈活性又可鍛鍊快速的抓力。並對促進腰胯、肩臂、腿膝及步法的靈活，以及力量的增強都有一定作用。

2. 穿釘功

選一塊木質較軟、厚薄適宜的木板立起或放平，待固定後，單手或雙手緊揑一根粗長些的鐵釘，用力向木板上迅速地戳、扎練習，待鐵釘尖部扎入木板後，再用手指將其用力擰旋、拔出。這一鍛鍊的目的是為強化手指及指端部的力量，使其力點集中，意念要專法於指端部。

3. 穿點功

此功為南派少林練法。以各種手型，結合拳術中的具體技法不斷朝吊垂在面前的水牛皮（大張）、沙袋、千層紙（廢舊報紙多層組成）上進行戳、啄、崩、點、彈等練習手指等局部硬度和勁力的不同感覺，此種練習手段對培養戰術手法的靈活性也有間接作用。

除了上述這些民間傳統的練習外，還有拋接石鎖或「鐵沙掌」的練習。

　　在借助器具進行撞、擊等練習時，不可亂練、蠻練，以免造成傷害事故。每次練習後，可在手部直接擊打的部位，適當揉擦一些舒筋活血的藥水，或採用醋洗的方法使筋骨、肌肉得到有益的舒展、放鬆。在日常的生活中，也應有意識地在手部擦一些甘油、脂霜類潤膚油，以便保護皮膚。

【2】內　功　法

　　「掌指功」的內功法是少林秘傳功法中「內外兼修」的功法練習。這種內功法的練習，不僅可使人體的力量得到較明顯的增長，而且可使筋骨強健，內臟及呼吸功能加強，使人體的三寶「精、氣、神」得到程度不同的有益鍛鍊，促進人體經絡的順通、氣血運行的旺盛，達到強健體能，精力充沛，袪病延年的功效。同時對培養正確的體態姿勢，對各種正確手型的不同技擊意識的理解和感覺，都有較好的鍛鍊作用。

一、馬步抓拳（三心合一）

1.動作說明

　　①按馬步姿勢要領站好，同時配合腹式自然呼吸，眼看前方（圖180）。

　　②接上動，兩拳變八字掌，同時由腰間向體前用力撞出，兩掌平行，距離與肩同寬，掌指朝上，力達掌心（勞宮穴），同時配合呼氣，眼看前方（圖181）。

　　③接上動，兩臂不動，兩掌十指端同時用力內扣成虎爪型，力達十指端，眼看前方（圖182）。

　　④接上動，兩手虎爪同時以腕為軸，分別外旋約180度，兩臂曲肘內收，兩手虎爪指端同時用力捲握成拳（中指抵住勞宮穴），並隨

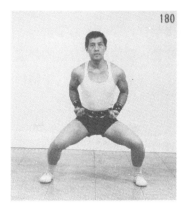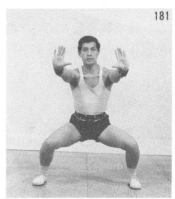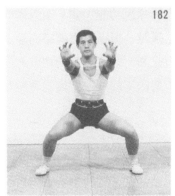

勢收至腰間，拳心向上，力達掌指，同時配合動作吸氣，眼看前方
（與圖180的動作相同）。

2.技術要求及注意事項

①上體要保持正直，做到下頷內收，收腹含胸，立腰沉肩，提襠
收臀，扣足展膝，重心穩實。

②雙推掌要迅速、用力。肩部順達，肘部微沉屈，背部略有後撐
，上述動作可反覆進行。

③兩手變虎爪外旋時，腕部要用力，做到靈活、沉穩，兩肩、臂、腕部不聳不僵。

④兩手抓拳收至腰間時，做到擰旋，穩緩有力。

⑤呼吸與動作配合要密切、自然（充分發揮「丹田」的鼓蕩之勁），練功時思想要集中在力點。

⑥練功時間宜在清晨，初學練功時間不宜過長。選擇環境安靜、空氣新鮮的林間、草地進行練習，這樣對身體的健康和鍛鍊的情緒最有益。

二、雙撞掌（千斤掌）

1.動作說明

①按馬步姿勢要領站好，兩臂屈肘置於體前，肘端下垂，兩手成柳葉掌，掌指朝上，掌心相對，意守勞宮穴（兩掌心），採取自然腹式呼吸，眼微看前方（圖183）。

②接上動，兩掌同時迅速平行向體前用力撞出，兩肘微曲，掌指朝上，力達掌外緣，兩掌與肩同寬，配合動作同時呼氣，眼看正前方（圖184①②）。

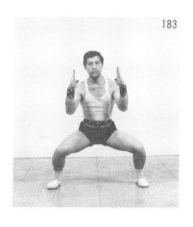

183

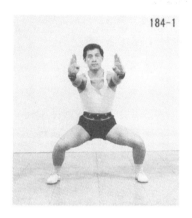
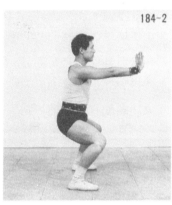
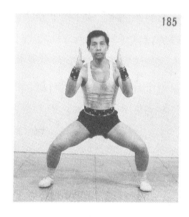
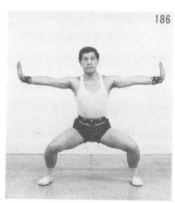

③接上動，兩掌心朝前，掌指微放鬆，掌心略內含，屈肘徐徐收回，分別置於兩肩前方，掌心微外旋相對。同時配合動作吸氣，眼微看正前方（圖185）。

④接上動，兩掌同時平行向身體兩側用力撞出，掌指朝上，高與眼平，力達掌外緣，兩肘端微有沉屈，同時配合動作呼氣，眼看正前方（圖186）。

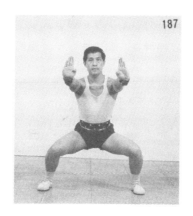

⑤接上動,掌指略放鬆,兩掌臂分別由體兩側屈肘徐徐內收到胸前,掌指朝上,掌心相對,略與肩平（與圖185的動作相同）。同時配合動作吸氣,眼看正前方。

⑥接上動,兩掌同時迅速向體前用力平行撞出,兩肘微屈,掌指朝上,高與眼平,力達掌外緣,兩掌與肩同寬,配合動作同時呼氣,眼看正前方（圖187）。

2.技術要求及注意事項

①兩掌推撞時,身體保持端正,發力動作要迅速、有力（以腰助力）,內收動作要輕緩柔和,做到沉肩垂肘,含胸展背,下頦內收,舌抵上腔,襠部上提,收腹收臀,扣足穩膝,意念集中。

②動作要自然、協調、順達、腕部要靈活,沉實,做到掌型正確,節奏快慢相間,動作連貫,練功進度要循序漸進,因人而異,周而復始,循環往復,

③呼吸要與動作密切配合,做到自然、順暢,用鼻呼吸,呼氣時要迅速,吸氣時要柔緩、深長。功夫練至高深階段,要做到「重其意而不重其呼吸」。在≪少林拳術秘訣≫中「掌訣」中說到:「氣自丹

田吐，全力注掌心；按實始用力，吐氣須開聲，推宜朝上起，緊逼短馬蹬……」說明拳法的練習要與意念、姿勢、勁力密切配合，完整化一。

　　④意念：雙掌推出時，腕、臂、掌心、掌指部要緊張，掌心前突，「氣」由「勞宮穴」（兩掌心）向正前方發出至無限遠；兩掌內收時，掌、指、腕、臂部要適當放鬆，掌心內含，「氣」在意念的作用下，再由無限遠逐步收回至勞宮穴，功深者可將其引至「丹田」處。

　　⑤練至一、兩星期後，兩「勞宮穴」會逐步產生類似「呼吸」的感覺，同時可能伴有：脹、熱、涼、透、重等感覺，這均屬練功中的正常現象，不必顧慮，長期堅持鍛鍊此功，會逐步增強體內氣血運行，補其「內氣」的污損，對增強體質、抵禦疾病均有益處。

　　⑥選擇練功的環境要安靜、清潔，周圍宜有較大的空間或松柏等長青樹，清晨、晚間在室內，外練功要注意避風寒；眼看正前方時，要選擇清晰、秀麗的景物或綠色的植物，在氣溫適中的季節如能在湖畔、海邊練習效果更佳。

第八節　少林伸展法

少林伸展法是在「易經筋」十二勢的基礎上發展形成的。這套功法全面、實用，使身體內外都能得到均衡鍛鍊。經常練習可以強筋壯骨、舒通經絡、調和氣血，使全身肌肉、關節、韌帶、肌腱得到伸展，各器官系統得到相應的調養，即所謂「內練精氣神，外練手眼身。」可作為體療、延年益壽的手段，也是武術的一種基本功。

為了便於讀者了解「易筋經」，在本書後附有「易筋經」的古圖、歌訣（清代光緒七年王祖源編著），供武術愛好者在鍛鍊時參考。

【1】 功法特點

少林伸展法在動作順序、編排、難度及細節上都比「易筋經」有較大的改進，內容更加充實、豐富、全面。運動特點主要表現在一鬆、二緩、三展、四注、五度、六合六個方面。

一鬆：

「鬆」是指在鍛鍊中，要盡量做到不拘不僵，順其自然。本文所指「鬆」有兩層意思，首先要精神放鬆，呼吸自然深長、柔和並富有節律，隨動勢的緩慢運行；第二要求全身各關節部位、韌帶、肌肉及皮膚都有意識地鬆弛，重心就會自然下沉。

「鬆」既不能理解為精神不振，也不能理解為綿軟無力。

二緩：

在全套動作過程中，速度要慢，當然不是說越慢越好，而是要求動勢速度協調適中，有韻律，達到「慢中求伸展，緩中求功夫。」在緩緩的伸展、屈、轉、撐中，盡力做到「柔緩有素、鬆緊適度」，使

每個動勢有機相連、節節貫穿，連綿不斷。

三展：

舒展是整套功法中的關鍵。「展」是指動勢要達到極限幅度。在伸長、彎屈、扭轉過程中，盡量使韌帶、肌肉、肌腱等部位抻拉延展到一般運動所不易達到的極限幅度。在這一點上，展和鬆似乎是矛盾的，但實際上，動作一鬆、一緊的相互變換和有效調節又是統一的。

四注：

「注」是指練習時做到精神專注、心平氣和。排除情緒上的不安和緊張，使自己在練功時，能專注於每一動勢，意念集中，不受外界的任何干擾，「專注於內」，這就促進了中樞神經系統的相對抑制，使大腦皮層得到充分有益的休息。例如「摘星換斗勢」（第一勢），當兩掌同時下按時，意念要集中到「頸椎」部位，有意識地將頭、頸向上拔抻（與胸、腰椎和骶骨形成上、下相對的抻拉）。當兩掌同時上舉「撐天」時，意念要集中到「腰椎」和「骶骨」部位，有意識地將其向下抻拉（與「頸椎」形成上下相對牽拉）。這種在練功過程中的意念調節，在功法上稱之為「意注」。只有「意注」自然正確，才可能使練功效果提高。

五度：

「度」是指適度而言。也就是整套動作的運動量要根據自己具體的情況靈活掌握。全套動作應以鬆柔為基礎，鬆、緊相間適度。如老年人和病患者，應根據自己的年齡和具體病因、病情掌握適當，可按全套程序練完，也可針對性地選擇其中幾節進行鍛鍊，動作幅度盡可能大一些，以增加鍛鍊效果。有高血壓患者不宜選練向前俯腰（頭部朝下）的動作。

六合：

　　所謂「合」即整齊、均勻的意思。無論在站立、上舉、下俯、扭轉動作中，都要求在保持身體端正自然的狀態下去完成，不可出現左、右歪斜、搖晃不穩的現象。要求「上與下合、左與右合、前與後合、內與外合」，姿勢圓滿、均勻、舒展、嚴整、不偏不倚，使動勢完整統一。

　　綜上所述，伸展法的特點可以總結為以下幾句話。

活動周身，內外兼修。

運動極限，抻筋拔骨。

相對拉撐，緊後即鬆。

神思專注，穩緩持重。

呼吸諧調，通達力整。

【2】 功法效果

　　「少林伸展法」的練習，是以形體屈伸、俯仰、擰轉等活動為中心，即所謂「抻筋拔骨」。這種練功形式能夠有效地促進意念（神經系統）和吐納（呼吸系統）的有機結合，增強內臟各器官、系統的功能健康，使神經活動的均衡性、靈活性，以及自我控制能力加強；能使全身各部位肌肉群、肌腱、關節、韌帶都相應參加活動，使上述各組織變得勻稱、豐滿、圓潤、富有彈性，收縮和舒張能力增強。

　　二十歲以前的青少年練習伸展功，可糾正人體的不良姿態，發展人體動作的對稱性、協調性。中老年人和體弱多病者練習，由於運動量小、柔緩、沒有高難動作，因此很容易掌握，並能在較短的時期內就可使體能有所增強，配合醫藥治療能夠使疾患得到較快治癒。可以防止老年性肌肉萎縮，消除過剩的脂肪，使逐漸軟化、遲鈍和缺乏活動的肌肉及肢體關節的運動障礙得到緩解和鍛鍊，可起到保健、延緩

衰老、增長壽命的作用。

　　伸展功在武術動作中可以有助於加強運動幅度、控制力、力量、靈活和快速反應的發揮，避免和減少運動損傷。

　　在十二動勢伸展練習中，每一個動作都與呼吸吐納有著密切的關系，因此在功法中稱之為「調息」。調息是遵循「開吸合呼、起吸落呼、仰吸俯呼」的原則。由於深呼吸時膈肌的升降活動加強，不僅能夠促進肺部的氣體交換能力，增強腹肌有規律的收縮和舒張，使體內各種組織液循環得到改善，而且有效地加強了胃腸的蠕動，進而帶動了肝臟、腎臟、脾臟、膀胱和心肺的活動，使上述各內臟器官得到積極有益的按摩，促進了呼吸、消化、內分秘、循環系統的新陳代謝。

　　武術界素有「筋長一寸，力巧三分」的說法，即所謂「一寸長，一寸強。」明代程宗猷所著《耕餘剩技》中曾多次提到。可見，在兩人條件相等的情況下，如某方能做到筋骨伸長，雖僅僅一寸之微，但在攻防實踐中確能做到先入為主，巧取戰機。不僅在戰術距離上能佔其優勢，而且從擊發的力量上也能優於對方，進而取得戰術的主動權。正所謂：「練到筋骨通靈處，周身龍虎（氣、血）任橫行，巧力督馳稍節處，舉手一發神也驚。」

【3】 功法介紹

預備勢：引氣歸元（雙按掌吐納）

動作說明

　　①兩腳開立，相距同肩寬，屈肘，兩手成八字掌，緩緩平行抬起至胸高，同時配合吸氣，眼視前方（圖188）。

　　②接上動，兩掌於體前緩緩下按，腕部略屈，肘部撐圓，兩掌間位置、距離不變，下按至胯前；同時配合呼氣，眼視兩掌（圖189）。

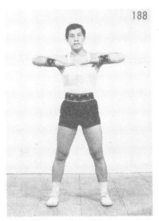

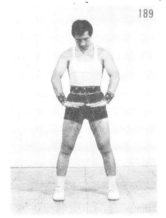
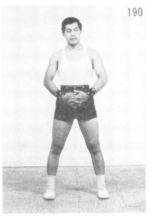

　　③接上動，兩手指於腹前相互交叉，兩肘鬆沉彎屈，掌心朝內按於腹部（即按於「丹田」）隨之意守；眼視兩掌附按的位置（圖190）。

技術要點與注意事項

　　①上述兩動以「調息」、「靜神」為目的，要求隨動作配合呼吸，做到：不拘不僵，自然協調，緩柔輕鬆，深沉順達（指「氣沉丹田

」）。採用順式、逆式及自然呼吸法均可，以自己感到自然、舒適為原則。

　　②做到下頦內收、頭正頸直、沉肩鬆背、收腹合胸、立腰扣足，身體姿勢保持不變。

　　③雙掌附按腹部時，意守丹田，但呼吸不可強求，可採用默數呼吸的次數方法集中思想。

　　④上下按掌若干次後，「意守」時間可靈活掌握，一般以3～5分鐘為宜。

一、韋佗獻杵（前側雙推掌）

動作說明

　　①接準備姿勢，兩手型不變，兩掌向下內旋，臂伸直，腕部沉壓，力達兩掌心，眼視雙掌（圖191）。

　　②接上動，兩臂向上抬起，兩手心朝前，肩部盡力前伸，同時配合吸氣，眼視雙掌（圖192）。

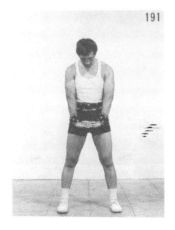
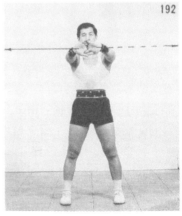

③接上動，兩掌指分開，兩臂同時伸直向體側展開。腕部屈立成八字掌，掌心朝外，同時配合呼氣。眼視正前方（圖193）。

④接上動，兩臂同時屈肘內收，掌略外旋收至腰間，掌心朝上，掌指朝前；同時配合吸氣，眼看正前方（圖194）。

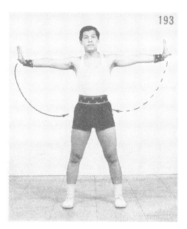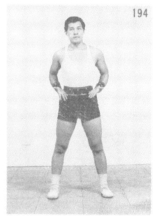

⑤接上動，兩掌同時邊內旋邊從腰間向前推出成圖195①②的姿勢，兩掌間相距約與肩寬，腕部屈立，力達掌心；同時配合呼氣，眼看正前方。

⑥接上動，兩臂同時屈肘還原成圖196姿勢，動作同時配合吸氣，眼看正前方。

⑦接上動，兩掌同時邊內旋邊從腰間推向體側成圖197的姿勢。配合動作呼氣，眼視正前方。

技術要求與注意事項

①主要練習肩背、肘腕的靈活和力量。盡量伸長，呼吸隨兩臂的

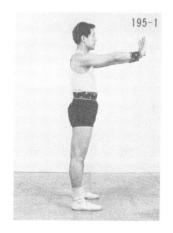
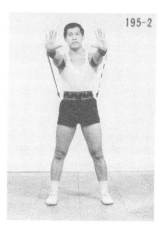
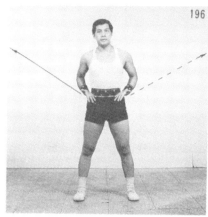
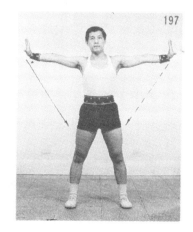

動作而行，要求深長、緩慢、柔和、協調。

　　②兩掌屈伸中，要沉肩、展背、腕活、肘沉；兩臂運行過程中要
輕鬆、柔緩，達到動作的終點時要撐背伸肩，力達掌心。

　　③旋腕不僵不滯、靈活自然，在每個動作即將達到終點時才進行
旋腕。

二、摘星換斗（雙掌托按）

動作說明

①接上動，兩掌分別同時向下置於胯部兩側，掌心朝下，掌指朝前，力達掌心；兩腳後跟抬起，頭向上頂，立腰夾胯，兩肩下沉，同時思想專注頸椎，有意識將頸部向上抻拔，腰椎部向下沉壓，成對脊柱上下相對牽引姿勢；同時配合動作吸氣，眼看正前方（圖198）。

②接上動，兩臂沿圖198所示線路上提，屈肘平置於胸前（與胸部相距約5公分），兩腳跟隨之落地，同時配合動作呼氣，眼看正前方（圖199）。

③接上動，兩掌沿圖199所示線路向上邊旋邊推掌，兩肘挺直，屈腕掌心朝上，掌指相對，力達掌心，頭部隨之上仰，眼看上方（圖200）。同時意念專注骶骨部位，有意識向下抻拉，而使腰、胸、頸椎等部向上抻拔，成上下相對牽引的形式，動作的同時配合吸氣。

④接上動，兩掌分別按圖200所示線路向上翻壓，肘部挺直，掌心朝下，掌指朝前，力達掌心；兩腳後跟隨之抬起，頭向上頂，立腰夾胯，兩肩下沉，意念專注頸椎，向上抻拔腰椎、骶骨向下沉壓，對脊柱成相對上下牽引狀態；同時配合動作呼氣，眼看正前方（圖201）。

技術要點及注意事項

①肩、肘、腕各部動作應自然，緩慢輕柔。

②兩掌到達動作終點位置時，要沉屈用力，臂部肌肉適當緊張，力達掌心。

③呼吸要深長、順達、力求自然、與動作配合協調。如果感覺上述呼吸方法掌握有困難，也可採取自然呼吸進行調節。一般呼吸應是「起吸落呼」。

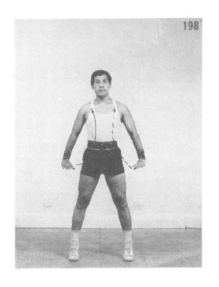

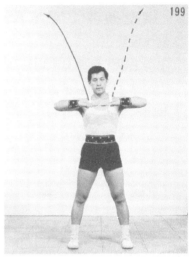

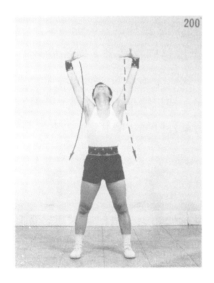

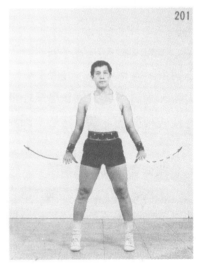

④足跟抬起、落下時，身體重心要穩，姿態要端正，對脊柱間有意識的上下抻拉，要與兩掌的上下托、按密切配合，使其內、外力量和抻拉的感覺合為一體。

⑤伸展的幅度盡可能達到「極限」長度。兩臂配合用力要適當，伸展到達終點位置上時，伴有掌指、掌心熱、脹、麻等感覺，均屬正常現象。

⑥此動勢共做八次（兩掌上、下托按為一次）。

三、摘星換斗（單掌托轉）

動作說明

①接上動，兩掌同時分別向兩側略分開（圖201），同時兩腳後跟落地，頭隨之向右轉，眼看右掌（圖202）。

②上動不停，身體向右後轉，右掌向體後緩緩成弧形擺起，置於體後頭頂上方，屈腕，掌心朝上，掌指朝內，向後助力轉體的同時，力達掌心，向上托起，肘部微屈；左掌同時屈肘，以掌背部托按在腰部處「命門穴」，兩腳位置不動，頭部隨勢向右轉，同時配合動作吸氣；眼從右腋下看體後極限角度（圖203①②）。

動作同上，唯動作相反（圖204—205①②）。

技術要求及注意事項：

①呼吸與動作要求同「摘星換斗」一節。

②以掌的背部托按腰椎，是為保護腰部，掌背托按時，可稍用力。

③身體左、右轉動時，腰、胯為軸，重心保持平穩，身體保持端正，兩腳位置不應變化。

此動勢共作八次。

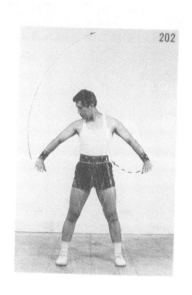

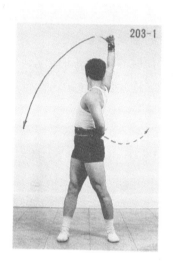

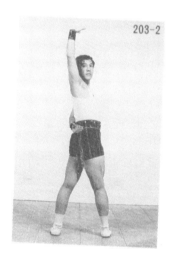

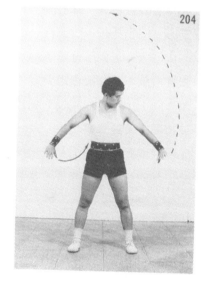

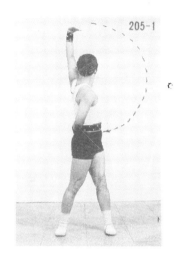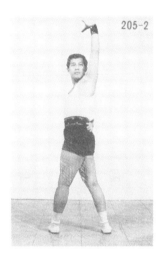

四、青龍探爪（左右推掌）

動作說明

①接上動，身體還原為面向前，兩掌同時變拳，屈肘於腰間，拳心朝上；做一次深呼吸，眼看正前方（圖206）。

②接上動，上體向左轉，左拳不動，右拳變八字掌由腰間向左側按圖206所示線路推出，肘部挺直，高與肩平，腕部屈立，掌指朝上，力達掌心；頭部隨勢左轉，配合動作呼氣，眼看右掌（圖207）。

③接上動，上體向右轉，動作同②，成圖208姿勢。

技術要求與注意事項：

①轉體推掌時要送肩、擰腰、鬆背、撐腕立掌，肩部不可聳起，最大限度伸轉。

②轉體和掌部一推一收，要協調配合呼吸，呼吸自然深而長。

③兩臂的屈伸配合要協調，同時完成。掌收回時，五指端要用力內扣，並逐漸外旋抓握成拳收至腰間，與推掌同時到達位置。

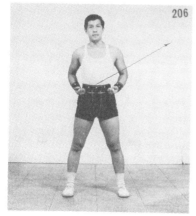
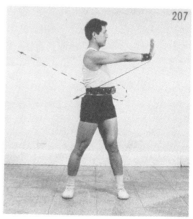

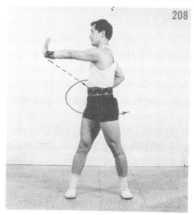

　　④轉體時身體重心要穩固，收腹含胸，下頷內收、立腰轉胯，兩腳位置不動。

　　⑤此動勢共做八次（兩掌一屈一伸為一次）。

五、倒拽牛尾（弓步撐臂）

動作說明

　　①接上動，上體向左轉，左腳隨勢向左邁出半步，屈膝半蹲成馬

步姿勢，左掌同時變拳屈肘收至胸前，與前胸相距約20公分；右拳略內旋，屈肘移置腹前與腹前相距約10公分，同時配合吸氣，眼看手部（圖209）。

②接上動，身體向右轉，左腿蹬直成右弓步，上體略前傾，左、右拳隨勢沿圖209所示線路移動，同時配合動作呼氣；眼看右拳成圖210。

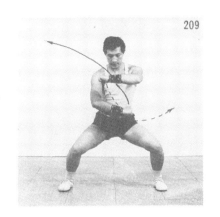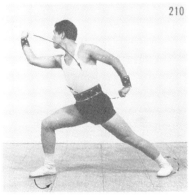

③接上動，身體略向左轉，還原成馬步姿勢，與①動作相同，唯左右位置相反（圖211）。

④接上動，身體向左轉，右腿隨勢蹬直成左弓步，動作同②，唯方向相反（圖212）。

技術要求與注意事項

①此動勢也可不握拳，而五指分開，微屈用力，即「虎爪」型。

②弓步馬步轉換要靈活、有力、重心平穩，姿勢要盡可能低一些。

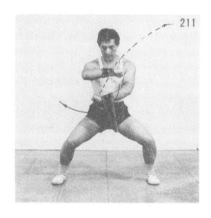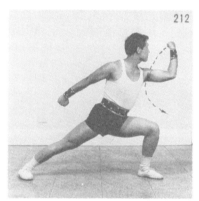

③動作中體態要端正，不可前傾後仰，臀部要內收，並收腹挺腰，胯開步穩、擰腰鬆背、順肩沉肘。

④左、右轉體時，速度不宜過快，兩腳位置要以前腳掌為圓心，進行內、外旋轉，應自然、穩實。

⑤身體轉動和內外旋轉轉動，蹬腿配合要協調一致。並用力適度。

⑥此動勢左右共做八次。

六、搬轉龍首（搬頭擰腰）

動作說明

①接上動，左腳內收，同時身體轉成圖213姿勢。左、右拳同時變八字掌下按，置於胯兩側肘略伸直，掌心朝下，掌指朝前；頭隨勢右轉，眼看右掌（圖213）。

②接上動，上體繼續右轉，右臂屈肘隨勢以掌背部托按腰部「命門穴」處，左掌以掌心抱按頭右側，同時助力搬轉頭部向右後轉，力達掌指，配合吸氣，眼看右後方極限角度（圖214①②）。

③接上動，上體向左轉還原成圖215的姿勢，眼看左掌。

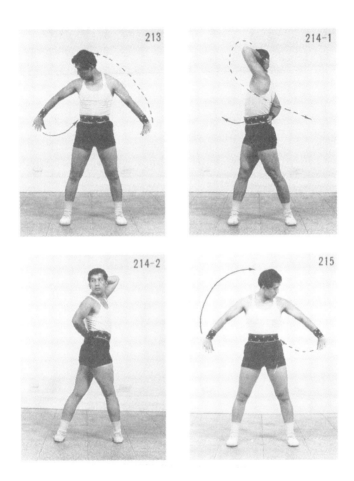

④接上動不停，上體繼續左轉，動作與②完全相同，唯方向相反（圖216①②）。

⑤接上動，上體向右轉，還原成面朝前，姿勢如圖217。動作還原的同時配合動作做一次深呼吸，眼看正前方。

技術要求與注意事項

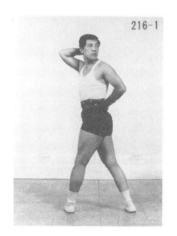
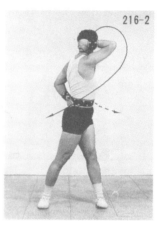

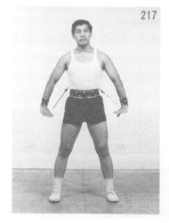

　　①此動勢主要鍛鍊頸椎、腰椎、胸椎和胯等部位的肌肉、韌帶，用手搬轉頭頸時，用力要輕緩、適當，腰部的扭轉要柔和，向後擰轉時的幅度應盡可能達到最大限度。

　　②兩臂左、右互換要協調、自然，做到沉肩、順背、臂放鬆、肘腕靈活。

③後托按腰部要稍用力，在腰部轉動過程中起保護作用。

④運動過程中，兩腳位置不動，身體端正，控制重心平衡。

⑤此動勢反覆共做八次。

七、三盤落地（馬步蹲按掌）

動作說明

①接上動，兩掌同時屈肘，手外旋向上托起，置於腹上，與腹部相距約10厘米，掌心朝上，掌指相對，指端相距約15—20厘米，同時配合吸氣，眼看兩掌之間（圖218）。

②接上動，兩掌同時內旋下按，肘部挺直，力達掌心；並同時隨勢兩膝下蹲成半馬步姿勢，配合呼氣，眼看正前方（圖219）。

③接上動，兩掌同時向內附按在兩膝關節部，掌指朝下，掌心用力，使兩膝隨勢向左右旋轉各四次，同時配合動作自然呼吸，眼看前下方（圖220）。

④接上動，兩掌同時外旋，屈肘托起，置於腹前還原成圖218的姿勢。隨勢配合吸氣，眼看兩掌之間，見圖221。

⑤接上動，重複②的動作（圖222）。

⑥接上動，重複③的動作（圖223）。

技術要求及注意事項

①身體升、降的過程中，配合呼吸要自然、協調、不拘不僵、深沉、順達。

②身體姿勢從始至終要保持端正，不可前俯後仰，左右歪斜。動作要求：沉肩，掌實，腕活，輕柔，收腹含胸，立腰收臀，頭正膝穩，兩腳位置不動。

③屈膝半蹲時可根據自己情況決定高低。轉動時思想集中在兩膝關節內感覺，轉動速度要柔緩，重心保持平穩。

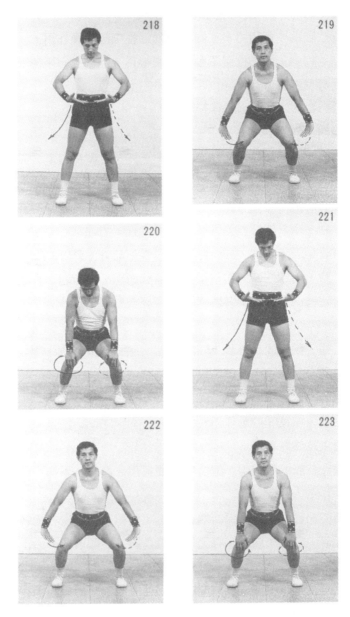

④此動勢八次。

八、正身打躬（前俯後仰）

動作說明

①接上動，兩腿逐漸蹬直，兩掌隨勢由膝上緩緩抬起，置襠前，兩掌指交叉，掌心朝下，臂部挺直，力達兩掌心，同時配合動作做一次深呼吸，眼看雙掌（圖224）。

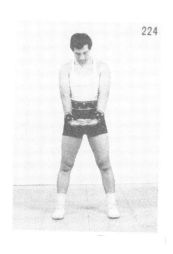

②接上動，兩交叉掌外翻，沿弧形向後伸拉，即由襠前直臂向上，經頭頂向身後，掌心朝後，頭向後仰，同時配合吸氣；眼看雙掌（圖225①②）。

③接上動，兩臂伸直做體前屈，掌心朝下按地面，力達掌心；同時配合呼氣，眼看雙掌（圖226①②）。

技術要求及注意事項

①兩臂在擺動過程中要盡量做到：鬆背、伸肩、挺肘、屈腕、速度以柔緩為宜。

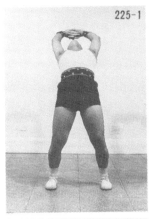
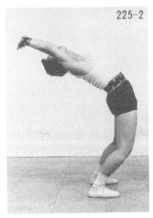
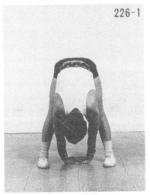
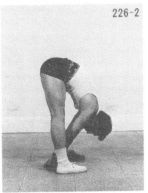

②腰部前俯、後仰的幅度要盡力加大，以增強鍛鍊效果。

③呼吸配合要自然、協調，深而長。

④兩腿盡量保持膝部挺直，兩足平行站穩不動，足趾抓地保持重心平衡。掌按地面時，盡可能置於體後（參看圖226②）。

⑤身體保持端正，不偏不倚，雙掌要沿體中線成弧形擺動，手眼相隨。

⑥此動勢共做八次。

九、觀雲拜月（左右俯腰）

動作說明

①接上動，身體直立，雙手交叉，上擺至頭頂上方，伸直。掌心朝上，頭略上仰，同時配合吸氣，眼看雙掌（圖227）。

②接上動，上體如圖228所示側屈，兩臂伸直，掌心斜朝右上方，眼看雙掌（圖228）。

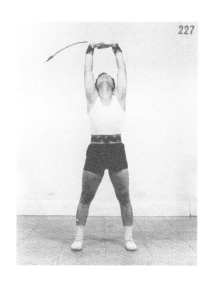
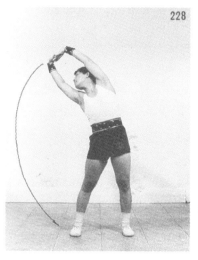

③接上動雙臂繼續沿圖228所示線路下擺俯腰，兩掌心按右側地面，與右腳位平行，力達掌心，同時配合呼氣，眼看雙掌（圖229）。

④接上動，按圖229線路向左側傾，動作同②，唯方向相反（圖230）。

⑤上動不停，動作同③，唯方向相反（圖231）。

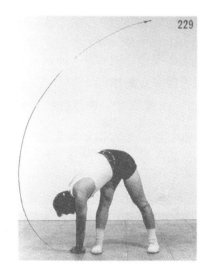
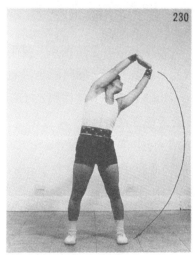

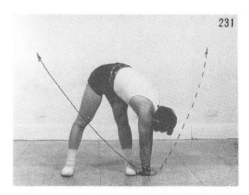

技術要求及注意事項

①雙臂在擺動過程中，要使肩臂盡量挺直、伸長，兩掌指交叉緊密不鬆，擺動速度以緩慢為宜。

②兩膝保持挺直，兩腳平行站立不動，足趾抓地、保持身體重心平衡，同時做到手眼相隨，俯腰要充分。

③呼吸要求同前勢。此動勢共做八次。

十、搖頭擺尾（雙掌托轉腰）

動作說明

①接上動，上體緩緩立起，腰部挺直成站立姿勢，兩掌指由左側下方分開後分別擺置兩胯側，腕部略屈，掌心朝下，掌指朝前，同時配合吸氣；頭隨勢右轉，眼看右掌（圖232）。

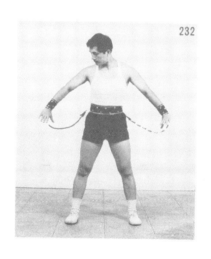

②上動不停，兩臂同時屈肘向後，以掌心分別托按住兩腰側（即腰椎兩側腎部），拇指朝前，四指相對；同時配合呼氣，頭隨勢左轉；眼望正前方（圖233①②）。

③接上動，上體向前俯，使身體與地面基本成平行，兩手位置不動，同時配合呼氣；眼看前下方（圖234）。

④上動不停，以腰胯為軸，上體向左轉配合吸氣，眼看左下方（圖235）。

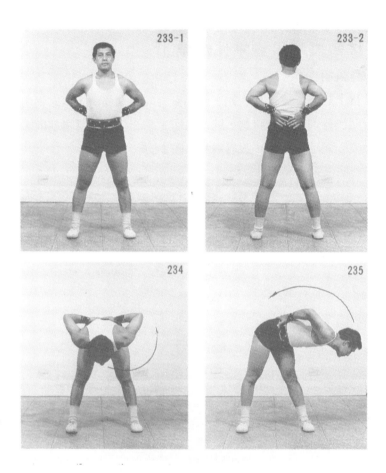

　　⑤上動不停，上體繼續向左、向後轉體，成仰體姿勢，頭同時上仰，下頦抬起，腰盡量向後彎，兩腿微有彎屈，挺腹舒胸、凹腰收臀，同時配合吸氣，眼看上方（圖236①②）。

　　⑥上動不停，以腰胯為軸，上體繼續轉體，成右側俯身姿勢，下頦略內收，腰部盡量向右側伸展，上體基本與地面成平行，膝部隨之挺直，配合吸氣。眼看右側下方（圖237）。

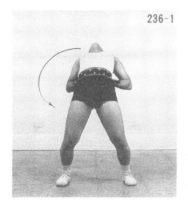
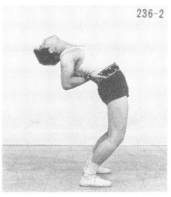

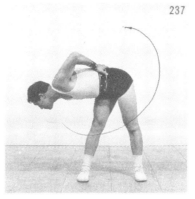

⑦同要領，再向右側轉動。

技術要求與注意事項

①向左或向右旋轉一周，中間動作不停頓，可進行連續性左轉，或連續性右轉，速度適中，動作緩柔。

②在旋轉時幅度要大，盡量伸長，以提高鍛鍊效果，但要因人而異。

③兩手用力推按腰部，注意後腰部（腰椎、肌肉）的轉動感覺，

起保護腰關節作用。

　　④上體向前下俯身時配合呼氣，上體向左、右、後側轉體過程中，要配合吸氣，呼吸與動作配合要協調、順達、自然。

　　⑤兩腳位置不動，腳趾抓地，掌握身體重心的平衡。轉腰過程中，盡量挺膝，以加強練習的難度。

　　⑥此動勢向左轉四次，向右轉四次為一大節，可根據本人需要，適當反覆多練。

十一、臥虎撲食（撐地俯身功）

動作說明

　　①接上動，兩腳位置不動，兩手以掌心分別扶按地面，間隔約與肩寬，掌指朝前，兩肘挺直。上體隨勢前俯，收腹凸臀，腿部挺直，兩腳後跟略有抬起，兩掌與兩腳的位置成前後平行，距離約為本人腳長的四倍，要求含胸塌腰、順肩撐背，腰胯都盡力後縮。同時配合吸氣，眼看地面（圖238）。

　　②接上動，上體沿圖中線所示，屈肘向前俯身、以下頦、前胸接近地面，隨勢塌腰挺胸，腰胯部前送，兩腿伸直，前腳掌用力後蹬，同時配合呼氣，下頦略抬起，眼看面前地面成（圖239）。

　　③上動不停，上體繼續向前、向上成弧形挺起，依次以體前下頦、前胸、腹部、胯部、腿部接近地面，擦地而過，隨勢兩腿挺直、挺胸塌腰、沉肩順背、臀部內收，頭隨之抬起上挺，下頦仰起，同時配合呼氣，眼看前上方（圖240）。

　　④接上動，屈肘，挺臀，上體向後移，還原為圖238狀。

技術要求和注意事項

　　①選擇的地面要平整、清潔。

　　②兩臂、兩足用力撐穩地面。

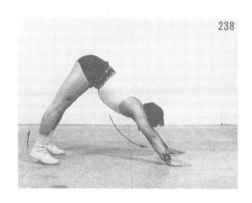

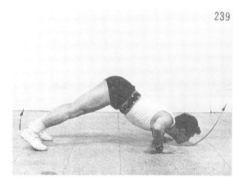

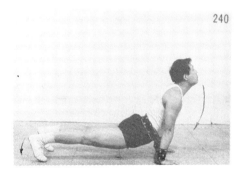

③上體的屈伸運動要與兩肘配合協調、自然，不可使用拙力。動作幅度可因人而異。

④呼吸配合要深長、順達、不努不憋，上體前俯時呼氣，上體後仰時配合吸氣。

⑤此動勢的運動量要根據本人具體情況靈活掌握，一般情況下連續做八次為宜。

十二、托雲震石（托腰掀震腳）

動作說明

①接上動，身體還原成站立姿勢，兩拇指朝前，四指相對，指端按住椎骨中間（即：「命門穴」），同時配合動作做一次深呼吸。眼看正前方（圖241）。

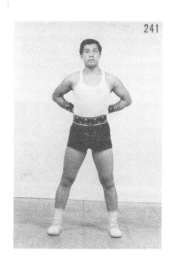

②接上動，兩腳尖同時向上翹起，腳尖上勾，腳跟著地，隨勢頭略前傾，下頦內收，膝關節用力挺直，收腹含胸，同時配合吸氣，眼

看下方兩腳尖（圖242①②）。

　③接上動，下頦抬起，保持頭正頸直，同時兩腳掌順勢著地，後腳跟抬起，身體直立上引，立腰夾胯，繼續配合動作吸氣，眼看正前方（圖243①②）。

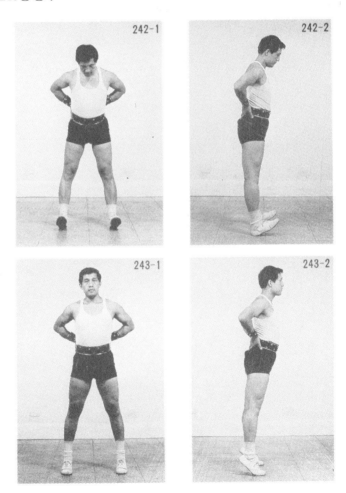

④接上動，兩腳跟部迅速著地，力達腳心，同時身體鬆弛有意識地下震，身體保持端正。全腳掌著地。同時配合動作短促呼氣，眼看前下方（圖244）。

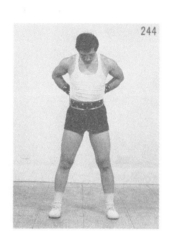

技術要求與注意事項

①此動勢不僅是對小腿、足踝部的力量、靈活及平衡的鍛鍊，而且可調整呼吸規律，激發體內「真氣」的運行。因此，練後有呼吸順暢、精神振奮、周身溫暖，氣血通達的感覺。

②整個動勢練習過程中，要保持頭正腰直、含胸沉肩、兩腿挺直。

③呼吸與動勢配合採用「長吸短呼」的原則，用鼻腔呼吸。

④「勾足、提跟」時，大腿肌肉要適當緊張，「震落」時，腿部肌肉要適當放鬆。

⑤「勾足、提跟」時，兩掌要配合「後按、上托」腰部，同時襠部（「會陰穴」）上提，以利於收到功法鍛鍊效果。

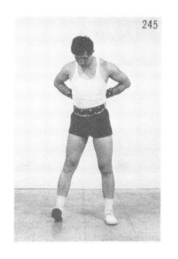 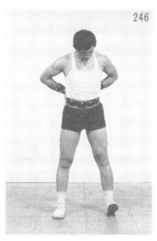

　　⑥要保持重心平穩，如感到兩足「勾足」動作不易做，也可做左
、右單足互換練習（圖245、246）。

　　⑦此動勢速度不宜快（指吸氣過程），以穩、緩為度，做到自然
、協調、不僵不滯、不使拙力。

　　⑧練習次數以八節為宜（足部一勾、一提、一震共為一節）。

第九節　少林眼功

　　少林各派拳法對於眼法在拳術中的運用和鍛鍊都十分重視。正如拳諺所說：眼隨手轉，步隨身換，……拳似流星，眼似電……等，均是描述眼法在武術中的重要作用。

(1)眼法的應用

1.技擊中眼法應用

　　實戰中，觀察對手是很關鍵的。武術實戰一開始就應迅速目測對手與自己的間距，以及對方的身高，體態，判斷對手反應是否靈敏，力量強弱，有無經驗等。進攻中「情報信息」的獲得全靠眼睛，即所謂「靈機於神，目為神首」，「其機在目，敵情預曉」。尤其在單人對多人的實戰練習中，眼法的迅疾更為重要。

　　武術界素有「眼觀六路，耳聽八方，其目一閃，靈機萬變」的說法。有功夫的武術家一般在實戰中，對於來自各種角度的攻防變化，都能做到利用眼神的餘光，做出相對攻防反應。並能根據對手的面部表情和不同眼神變化，如：冷靜、急躁、痛苦、激動、畏懼、遲滯等，來判斷對手受擊的情況，從而迅速調整和採取更有效的攻擊方法，獲得最佳效果。因此，在實戰中，眼神的好壞可以說對於取得戰略的主動權至關重要。

　　無論進攻和防禦眼睛是不能閉合的。有些人處於不利時往往由於本能的反應和恐懼心理，不自覺地眨眼、閉眼，使反應上產生遲滯和被動，以致貽誤戰機。增加遭對手打擊的可能性。因此在平時武術對練過程中，就要注意在險勢多變狀態下眼神的鍛鍊，提高冷靜地觀察

對方和做出迅速反應的能力。

在單練中，要有意識地捕捉想像中的對手，鍛鍊自己的眼神迅疾明快。即練拳無人似有人，行拳有人似無人。

從戰術角度講，威嚴凌厲的眼神往往在氣勢上能壓倒那些經驗不足的對手，使對手心理上緊張和畏懼，從而影響其技術發揮。在配合戰術的應用中，利用眼神的有意識晃動所採取的戰術上的假動作也往往造成對手判斷上的失誤。

如用目光「注視」對手的眼睛，而用餘光悄悄地審視對方的腿部，當對手明顯覺察到注意他的面部時，一種本能的反應使其不自覺地將防禦的重點移到上體，就在這一瞬間，採取突然、迅速的低型腿法重擊對方的小腿關鍵部位（前脛骨，側膝等），使對手遭到意想不到的攻擊，這種「晃上擊下，聲東擊西，指上打下」等利用眼神迷惑對手的戰術，在實戰中是易奏效的。

這種戰術既可「先發制人」，也可做到「後發先制」。在少林拳法中，眼神運用極重要，如「視敵人的肩臂，即知其進退者，如見其偏左肩，即知其發右足，偏右肩即知其發左足，各有心得之處。」又如「注其敵目，觀其情，審其勢，以備應敵……。」這些都是武術前輩的經驗之談。

2.表演中眼法應用

眼法與攻、防動作密切配合，可使手法、身法、步法、精神、氣力等內外因素，達到高度的統一，融為一體。使拳術，器械的演練不僅增加氣氛，而且可以使整個動作呈現一種神情貫注，氣勢飽滿，內外合一的效果。在少林拳法的鍛鍊過程中，眼神一般是追隨武術技擊方式中的「主動手」（即具體動作中的主要攻防手位變化的過程）或拳術、器械的主攻方向做相應的變化，每一招式都要與眼法密切配合

，做到「欲前先後，欲左先右，欲上先下」。

眼神手法配合迅疾、敏捷，充分體現了少林拳法的神形完整和獨有的精、氣、神態，即所謂「神聚於目，目無神，拳無魂」。許多初學者往往只是瞪大雙眼，而不知眼法的運用，自然不易達到神形統一，當然也就更顯不出動作的神氣和活力。俗話說：「眼無神氣，空耗其力。」

眼神必須根據拳法動勢，如：動、靜、起落、站、立、轉、折、輕、重、緩、疾等而變化，而且要配合得巧妙。武術表演才能給人以美、勇、健等藝術享受。

(2)武術基本功中眼神的鍛鍊法

少林派傳統眼法練習，包括「定勢」、「動勢」兩大功法。

一、定勢

是自然靜止的姿勢和固定樁功姿勢的功法。簡便易行，針對性強。既可以做為配合拳法的眼神練習，又可有效地提高視神經功能，經常鍛鍊，對培養武術的「神韻」，對矯正和恢復視力都具有明顯的效果。

基本姿勢

兩手握拳收至腰間，拳心朝上，眼看前方（圖247）。

技術要領

馬步樁姿勢，要按照要求做到自然、穩實、端正；眼神可分別做到雙睜（怒視），平視（自然），微合（內視），幾種不同練習方法；同時要求唇齒閉合，舌抵上腭，用鼻呼吸，思想沈靜，意守「丹田」

1.定穿眼

方法：

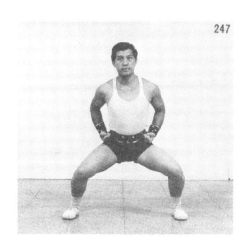

任選一個適宜的目標，如牆壁，樹幹，遠山，立鏡等靜止的物體，站好後，「怒目雙睜」盯住正前方目標保持不動，好像要將眼前注視的物體看穿一樣。

要求：

①根據本人年齡、身體狀況，也可採用坐姿、站姿、單腿獨立平衡……等靜止的姿勢動作。

②注視時，眼睛不眨動，不斜視，盡量睜圓。

③呼吸自然，最好採用腹式呼吸；如對鏡練習，要「專注」自己的雙眼，可有效地控制和調節眼神的威力。

2.左右晃眼

方法：

①馬步或站立姿勢，兩臂分別左右平伸，與肩平；肘部挺直，腕部屈立；兩手變八字掌或柳葉掌，掌指朝上，掌心朝外；眼看前方（圖248）。

②接上動頭部保持不動，眼球左移，用雙眼注視左掌指端；盯視

若干時間後，眼球迅速右移，注視右掌指端；重複以上動作。

要點：

①練功略感疲乏時，兩臂收至腰間，作短暫休息；也可以練「定穿眼」，與「晃眼」交叉練習。

②「晃眼」功法練習，頭部及身體各部位要保持不動，眼球左右晃動要充分，初學時速度要慢些；每組練習左、右各10次，每組之間可略做閉目休息。

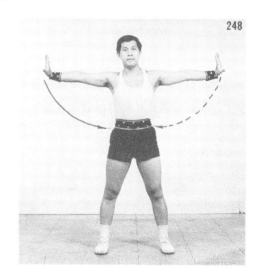

3.上下晃眼

方法：

成馬步姿勢，拳收至腰間，拳心朝上，如（圖247）；頭向上仰，眼上看（天空），注視一會兒後，迅速低頭下看（地面）；反覆練習。

要點：

①上下晃眼的動作，下頦上抬和內收，盡力做充分，兩眼要圓睜；初練時頭部擺動速度可稍緩些，盯上盯下均應對正中位置的目標；呼吸要自然。

②兩腳趾用力，像抓在地上一樣。保持重心平穩；每組練習10次，中間可略做休息。

4.旋眼

方法：

取馬步椿姿勢，如圖（247）；頭部不動。雙眼按順時針或逆時針方向做圓環形旋眼動作，旋轉時雙眼視線範圍應達到極限的程度。

要點：

①「旋眼」時眼球活動要做到充分，初學時速度不宜快，要做到穩緩、順達、靈活。

②如感到困難，可先在「晃眼」的基礎上，進行「十、△、☆」形多角度旋眼練習，習慣後再進行「旋眼」練習。

③也可用自己手指在眼前徐徐划圓，帶領眼睛做旋轉。

每組練習左、右各５次，每組間可做適當休息，總鍛鍊次數可根據本人情況靈活掌握。

以上介紹的四種以椿功為主的練眼方法，由於每個人體質不同，對功法適應程度不同，因此在練功過程中可能出現眼球麻脹，酸痛，頭痛，暈眩等症狀，這是由於功法中眼部肌肉，韌帶，神經等組織受到牽拉，所引起的正常現象；只要注意掌握由慢到快，循序漸進的原則，注意配合適當休息，合理的按摩，並持之以恆，堅持鍛鍊，上述症狀會逐漸趨向好轉，有些症狀（如頭痛，暈眩等症）會自然消失。

二、動　勢

動勢眼神功是與武術動作相結合的練功法，是進一步提高演練技

巧和實戰意識的最直接的鍛鍊手段。

1.轉視

方法：

取馬步樁姿勢。上體姿勢保持不變，以腰為軸，依次、分別向體右後方、左後方轉體，眼睛隨勢看體後方（極限角度的目標）。

要點：

①分別向兩側轉體時，兩腳趾要抓地，腳位不可移動；身體重心落於兩腳之間，保持重心平衡。

②轉體時中間不要停頓，速度要適中，初練時要做到柔緩，沉穩。

③呼吸要自然，不可憋氣；也可隨轉體配合呼吸。

④初練時，為了避免產生暈眩現象，可在轉體過程中暫時閉眼，然後突然睜眼注視，迅速尋找目標。練習次數以左右各10—20次為宜，初學者要因人而異。

2.觀天

①馬步姿勢，兩手屈腕成八字掌，置於頭頂左右兩側上方，掌心朝上；指朝內，兩「虎口」相對，兩手間距約35—40厘米；頭部上仰眼看上方（圖249）。

②眼看頭頂上方（星、月、雲、天空、室內天花板等柔和光線的目標）正中的一個方位，保持不動；兩腳同時蹬地，兩腿逐漸伸直成站立姿勢，同時配合動作吸氣。

③接上動，兩腿逐漸屈膝半蹲還原成圖249姿勢，同時配合動作呼氣。

要點：

①身體起落的動作要緩慢，重心落於兩腳之間，要保持姿勢端正

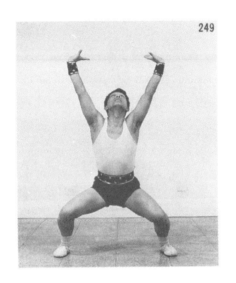

，穩固。

②兩掌「托天」上起時，力達掌心；上體要保持正直，鬆肩、展背，立腰，收臀，含胸，收腹，開胯，吊襠。

③呼吸與動作配合要自然，協調，深長，柔和，不「努」不「憋」；下頦上抬的角度不宜過大，以不影響呼吸順暢為原則。

④兩眼要圓睜，動作過程中不眨眼，盯著目標，做到「神不外散」；仰頭「觀天」所選擇的目標以靜止物為宜。

⑤此動作每組練5次（一起，一落為一次），每組間要安排適當的間歇。

3.領眼

方法

「領眼」功法可結合武術基本動作練習，眼視線隨動作移動逐步提高眼神上下、左右協調，變換的能力。

三、其　他

　　除了上述練眼方法外，進一步結合拳法，器械套路練習也十分重要。在跳躍、滾翻、跌撲、折疊、旋轉、奔走等動作中，深刻體會眼神在表演和攻防實踐中的意義，使武術中的基本進退、起伏、跳躍、閃避等動態變化與眼法的運用密切結合，達到神形統一，協調完整的藝術效果。如作衝拳，踢腿等基本功練習時，兩眼以「專注」正前方（目標）為宜。要求頭不動，眼不眨，即所謂「眼不斜視，怒目專注」。又如做歇步左、右轉換，前後掃腿，左右仆步穿掌等練習時，都要求做到手眼相隨目隨勢轉，只有形神配合協調，適宜，才可能在動勢轉換過程中做到舒展、迅速、有力、靈巧、準確，才符合少林武術技法的要求。當然，眼法與動勢中的剛柔、疾緩等具體風格、特點配合時要求十分嚴謹。結合套路練習眼法開始有一定困難，但必須通過套路並結合攻防意識練習眼法，使眼神在多變的勢態中得到既有變化，又有規律的練習。使武術的「神」與「形」的結合更加和諧、傳神、緊密和完美。眼功的練習可以提高眼睛的適應性，為過渡到武術高水準打下堅實的基礎。

　　練出一副好眼功，才能更好地體現少林拳法乾脆利落，沉穩剛健，實戰性強，動作豐富的特點，以及拳法的魅力。

(3)眼睛的保健
——眼睛七勢保健法

　　人體的五種感覺器官當中，最完善，最精巧的器官是眼睛。據估計，身體所感受到的各種外界信息，大約90%是通過眼睛獲得的，因此人們常把眼睛稱為大腦的天窗。所以在傳統少林眼功練習中，利用功法間隙，還應進行按摩，以保護視力，消除視神經疲勞。做眼睛的

保健按摩不僅能促進眼部血液循環，增強玻璃體的彈性和調節視感的能力；而且可起到疏通經絡，平衡陰陽，補其肝腎，明目健神的作用；對預防眼疾，矯正遠、近視，增強視力，治療眼部疾患（除急症和外傷），都具有直接作用。

　　這即是拳家所崇尚的「神注於練，更重於養」的道理。所以，有目的地施行針對性點穴按摩，不僅適用於武術愛好者，而且此功法也適合於長期從事伏案工作的腦力勞動者，以及司機和機械儀表等行業工作人員，以適應工作中對於視力的高度需求。對於患有慢性眼疾的病人，以及中老年人防治視功能減弱、組織萎縮等，療效也十分顯著。下面將傳統的「眼功七勢保健法」內容介紹如下：

一、內　注

　　方法：取站、坐或躺臥的姿勢，輕鬆閉合雙眼，用自己的意念，注視自己的眼球內部，體會和感覺眼球逐漸產生的脹、麻及沈重感；眼球保持不動，全神「專注」於眼球的「內感應」。

　　要點：

　　①眼睛閉合「專注內視」的過程中，要求全身，包括頭部各器官均要保持自然放鬆，思想集中在意念上。同時避免受外界光線或音響的干擾。

　　②呼吸要自然，練功姿勢可結合馬步樁功練習。

　　③初練時，可能產生眼球有微弱的酸疼感，有時會感到頭暈和眼部跳動感。這些現象均屬正常的練功反應，只要堅持日久，上述情況都會消失。

　　④此功法每次練習的時間一般在10分鐘即可。

二、內　旋

　　方法

姿勢同上，兩眼輕微閉合，用意帶領眼球按順時針方向內旋一周，然後再沿逆時針方向內旋一周；進行反覆數次練習。

要點：

①上述練習，初學時如感困難，可採用順時針方向多次練習後，再進行逆時針方向多次練習。

②眼球在眼眶內旋轉要自然、輕緩，充分，使眼球的活動範圍盡量增大。

③思想要集中，「專注」自己的眼球運轉，控制和調節轉動的速度和角度。

④初練此功時，往往不易掌握，容易產生急躁情緒，此時要安下心來，可先做幾節「微視」（略睜開眼）轉動練習後，再進行閉眼練習，以逐步適應。

⑤旋眼練習過程中，眼球可能會產生酸、麻、脹及牽拉的感覺，這些均屬練功中的正常現象，不必顧慮。

⑥此功練習時，一般順、逆方向各內旋10次即可。

三、按　旋

方法

身體姿勢同上，兩手握拳，屈肘拳心相對，兩手拇指屈扣朝上，以第一節指骨的指面，分別平按於兩眼球上（閉合雙眼）以兩眼球略有壓迫感為宜；然後，兩手同時沿順時針方向按旋數次後，再沿逆時針方向按旋數次。揉按練習後，兩手分別由眼內角（「睛明穴」）向眼外角方向稍用力橫向攄壓至「太陽穴」的位置。

要點：

①初練此功時，兩手按壓，旋轉要輕緩，沿眼眶內運行。

②揉按的方法，可按自己習慣進行，例如兩手旋轉的方向可做相

對運行（即同時向內，或同時向外）。

　　③練功過程中思想要集中，時刻體會眼球在揉按時的感覺。

　　④兩手同時按旋，一般每組做15—30次為宜，旋按後可做短時間閉目休息。

　　⑤兩手分別向外按壓的次數，一般做10次即可。

四、小七星（即眼部七穴）

　　方法：

　　取自然站、坐或臥姿勢均可，兩手握拳，同時以兩手朝上的拇指骨節彎曲凸起處的端部為力點，分別採取輕按，點壓，旋轉等手法，對眼部所屬的七個主要穴位（如下圖）進行有順序，有節律地揉按轉動。

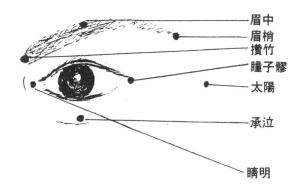

眉中
眉梢
攢竹
瞳子髎
太陽
承泣
睛明

眼部的穴道

下面按照練功順序依次將穴位介紹如下：

　　①睛明穴（眼內眥內方陷中）。

　　②攢竹穴（眉弓內端陷中）。

　　③眉中穴（即魚腰穴，在眉心中間）。

④眉梢穴（即「絲竹空」穴，位於眉毛微外端陷中）。

⑤承泣穴（眼眶邊緣下，目下七分，直對瞳子）。

⑥瞳子髎穴（目外眥陷部）。

⑦太陽穴（位於眉梢和外眼角之間）。

要點

①兩手點按穴位要準確，一般點按時，穴位會相應產生酸、麻、脹及熱的感覺，有時在局部，有時會傳導整個眼部和頭部。點按準確後，再施揉按。

②揉按亦按上述穴位順序進行。

③初學此功時，揉、點按等方法要輕緩。

④揉按過程思想要集中，「專注」揉按部位，體會所產生的感覺。

⑤揉、按時的轉動方向可採用同時向內，或同時向外轉動。揉按的次數可因人而異，以穴位感覺明顯為原則，一般各旋15—20次為宜。

⑥揉按後，以雙掌心分別輕按兩眼部，做輕微轉動撫摸，然後靜止片刻，即可收功（逐漸睜開眼睛）。

五、大七星（全身所屬七穴）

方法：

取站或坐姿勢，用拇指（或中指）尖疊按於食尖上，採用點、按、搓、揉等手法，對所屬頭部的「醫明、風池、百會」穴，腿部的「足三里，三陰交，湧泉」穴，手部的「合谷穴」（經穴圖㈠㈡）施行按摩。以促進所屬經絡血脈運行，達到明目除疾的功效。下面依次按練功順序分別將穴位介紹如下：

①醫明穴（位於耳後乳突最高點直下與耳垂平齊的凹陷處）。

②風池穴（枕骨下際，髮際陷中）。

③百會穴（位於頭頂正中，點按時微感有一凹陷處即是）。

④足三里穴（膝眼下三寸，兩筋中間）。

⑤三陰交穴（內踝上三寸）。

⑥湧泉穴（位於足底。將五趾向足底彎屈，在足掌心前可出現一個凹陷即是）。

⑦合谷穴（在第一、二掌骨之間，取穴時稍握拳，「虎口」向上，在靠近第二掌骨緣中央，用手按壓，有明顯的酸痛感的地方即是本穴）。

要點：

①揉按上述穴位時，要準確（即有明顯酸、麻、脹感，並伴有局部或向其他末稍部位傳導的感覺）。

②練習一段時間後，根據本人情況可採用某些部位用「拳輪」扣擊穴位的方法，以加強刺激，如足三里、三陰交、湧泉，等穴位。

③練功時思想要集中，可採用閉目練習，專注所揉按、扣擊，搓擦時的穴位感覺。

④點穴按摩穴位的次數，每穴分別做15—20次為宜；同時也可根據本人具體情況，靈活掌握。

⑤此功法練習，對於年老體弱及幼兒來講，手法按摩用力要輕，一般以輕刺激為主（起興奮、激發、補助和營養作用）。

⑥採取「大七星」的練習，不僅能有效地增強視覺神經的功能，而且可促進體能的健康，平衡陰陽，補其元本，營養全身，達到事半功倍的作用；進行上述穴位的練習，還可治療頭暈、頭痛、耳鳴、感冒、中風、健忘、脫肛、經帶諸疾、失眠、生殖器官疾患及脾胃虛弱等症，是一種綜合性的療法。

六、抻拉功

　　方法：

　　①兩腳尖朝前，平行分開與肩寬，身體呈立正姿勢站好，保持自然放鬆；兩臂屈肘抬起兩手成八字掌平行分開，掌指朝上，掌心朝內，中間距離約30厘米；兩眼微合（圖251）。

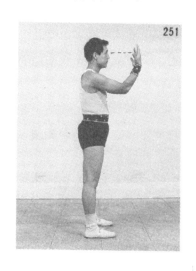

　　②接上動，掌形不變，兩掌同時輕緩向雙眼部靠近，至靠近兩眼球時稍停，中間距離可控制在３公分左右，同時配合呼氣；此時意念應感覺兩眼球逐漸受到壓迫，有一種發脹發熱和沉重的感覺傳導至「眼球後」及整個眼眶。

　　③接上動，兩掌同時緩緩向外抻拉，掌形不變，拉至與眼睛的距離約30—35公分左右，同時配合吸氣；此時兩眼球感覺好像有兩條無形的線在牽引球體向外拉出，同時伴有脹感；恢復圖251姿勢。

　　要點：

　　①抻拉和收壓的動作應連續，速度愈緩慢愈好。同時配合深長而

柔和的呼吸；呼吸配合的方法，可根據本人習慣而定。

②練功中，身體姿勢要自然，重心保持穩固；做到頭正，腰直，舌抵上顎，嘴唇輕微閉合，下頦內收，收腹含胸，肩、肘、腕、指放鬆。

③此功練習亦可以椿功姿勢及坐姿鍛鍊。

④練功次數每組（一收、一放為一次）宜練20—30次。

⑤兩掌心（勞宮穴）對眼的抻拉意識練習，實際上是簡易氣功療法的一種：如長時間鍛鍊後，即會出現兩掌心及眼球部位有一種熱感，並隨兩手的動作而變化，同時伴隨「勞宮穴」與眼球間形成一種相通、相連的感覺……，即在意識作用下，似乎有「勞宮穴」向眼球不斷發「氣」的感覺。

七、導　旋

方法：

①如圖251身體位置不動，兩掌心（勞宮穴）分別向內正對雙眼，雙目輕合，此時意念「專注」於兩手心與眼球間，並體會感覺。

②接上動，兩手於臉前平行順時針做輕緩的環形轉動，幅度不宜過大，兩眼隨手部的轉動同時相應做順時針旋轉；此時在意念中，手心與眼球的轉動似乎成為一體。做數次順時針旋轉後，即轉入逆時針轉動；周而復始做多次重複。

要點：

①在轉動過程中，以手帶眼，緩慢、柔和，同時做到呼吸自然。

②鍛鍊一段時間後，兩手心（勞宮穴）及兩眼部會感到有一股熱感，往來於中間，這即是眼功中的「得氣」現象，是練功有成效的開始。

③在上述練習的基礎上，兩眼球也可以不做旋轉，保持靜止「內

視」，通過兩手的轉動，會感到有一種無形的「熱能」對眼部區域進行壓迫式的環形按摩；此種方法即是兩手心（勞宮穴）對眼部發放「內氣」所產生的現象，是一種練功基礎達到一定程度的體現。

④上述功法練習後，應將兩手心輕輕撫摸於兩眼球上，休息片刻再停功（逐漸睜開眼睛）。

⑤練功時間的長短可因人而定，一般保持在10分鐘為宜；如果做專症治療，時間可適當延長。

(4)練習眼功的注意事項

1.選擇適宜的環境，這對練功的效果很有影響；一般在室內外練習均可，但要光線適宜（避免強光直射）；周圍環境要安靜、清潔、空氣新鮮，如果條件允許，清晨在依山傍水，松柏長青，風景秀麗的地方練功最好，冬天練功時宜避風寒。練功時間可安排在早晨起床後或睡覺前半小時，如中午、下午再練一次，效果更佳。

2.練功過程中，一定要按照功法練習的具體程序、要求進行，做到循序漸進，避免蠻練，急於求成。

3.功法練習前，衣領衣扣要鬆開，以免影響呼吸，衣服更不宜穿得過多過緊，腰帶鬆緊要適當，在進行身體點穴按摩前，兩手要洗淨（包括衣服、身體四肢及頭部）。在患急性眼疾和眼外傷期間不宜進行眼部按摩。

4.練功過程中，眼睛出現酸、麻、脹、牽、拉感，並伴隨眼前閃光（閉目），有時還會出現流淚現象等，這些情況均屬正常練功反應。

5.眼功鍛鍊期間，要特別注意飲食起居和情緒的安穩；≪內經≫上說：「五臟六腑之精氣上注於目。」說明眼睛與臟腑經絡的關係十

分密切，如果臟腑經絡某部位出現疾病，也同樣可導致眼部出現各種疾病。

6.練功期間要少吃辛辣刺激性食物，避煙酒；伏案工作時間過長，中間要適當休息；看書寫字要注意光線適宜，姿勢正確。在情緒上要注意避免憂煩氣惱，心情要開朗，虛懷若谷，樂觀愉快；這樣有利於增進眼睛的健康，促進練功的成效。

7.長期在強光，逆光，暗室或顏色繁雜環境下工作的人員，更要時常注意眼睛的保健，在工作之餘可多進行「少林眼功」的鍛鍊，並注意有意識地多增加一些室外活動，包括觀望遠處的山景湖色和給人以柔和感覺的綠色植物等。經過多年實踐證明，在光線較強的室外，經常配戴色度適宜，質量較好的濾色眼鏡，確能對眼睛起到直接、良好的養護作用。

8.日常生活中，要多注意營養，可多吃一些瘦肉、肝、豆製品及水果蔬菜等；要經常保持樂觀的情緒，生活要有規律。

9.腎氣不足會直接影響視功能的健康，因此，除練功，多運動外，青少年要及早戒除手淫的不良習慣，中老年人房事要慎重有節。武術界的長壽老人，其秘訣之一就是以「強身固元」為本。

第十節　少林氣功

少林武功中的氣功法鍛鍊，是中國傳統體育和古代醫學相結合的一顆燦爛明珠。古老的氣功和武技，原屬兩種不同的範疇，經過長期的實踐，武功技術與氣功既相區別，又相互融會、貫通，互為促進。在漫長的歷史發展過程中，武術相繼吸取了儒、醫、道、佛家等氣功的精華，充實了少林武術體系。

氣功在我國，據考證早在周代金文（公元前11世紀—公元前771年）就已有記載。近年出土的戰國文物≪行氣玉佩銘≫就已將氣功質樸淳實的理法鐫刻在十二面體的玉佩上。

春秋戰國時期的醫學經典≪黃帝內經≫，在≪素問・上古天真論≫一文中就有：「恬澹虛無，真氣從之，精神內守，病安從來。」「呼吸精氣，獨立守神，肌肉若一。」等較全面、系統的氣功辨證施治論述。此外，歷代文獻中有關氣功養生方法的記載也很多，如距今兩千多年的≪老子・道德經≫中，記有「虛其心，實其腹。」「致虛極，守靜篤。」≪莊子・刻意篇≫中講：「吹呴（噓）呼吸，吐故納新，熊經鳥伸，為壽而已。」

晉代許遜所著≪靈劍子≫一書中說：「氣若功成，筋骨和柔，百關調暢。」說明氣功的方法在當時已廣為流傳，並已有相當的深度和造詣。其他如唐代孫思邈的≪千金要方≫、≪千金翼方≫，宋代蒲虔貫的≪保生要錄≫，蘇東坡的≪養生說≫，元代邱處機的≪攝生消息論≫，明代龔延賢的≪壽世保元≫，冷謙的≪修齡要旨≫，清代王祖源的≪內功圖說≫，湯灝的≪保生篇≫等等，都對氣功做了較詳盡的闡述。氣功發展至今，其實踐和理論的研究正逐步深入，其應用範圍

更加廣泛，目前已成為國際上研究和探索人體生命科學奧秘的重要課題。

古代有關著作中，對於氣功所稱各異，其中包括：吐納、引導、行氣、道生、服氣、調息、定功、靜功、禪修、止觀、練丹、玄功、性功、內功、修煉、坐禪、內養功、養生等多種，雖名稱及鍛鍊的內容、方法不盡相同，但均屬氣功，它涉及許多學科，同祖國醫學理論關係尤為密切。中醫學最重要的原則之一是從全局出發，總體調整，辨證施治。並不是頭痛醫頭，腳痛醫腳。

做為氣功更是如此，氣功治病，強身健體，其整套功法是從全身經絡、臟腑、內氣等方面運行出發的，以此為基，是治本之法。運用氣功方法疏通經絡，調和氣血，養元固本，經絡通順，疾患可癒，積毒可散，即可發揮防病強身、增強體能的作用，又可開掘生命潛能，達到益壽延年的目的。

我國古代氣功養生之術起源於中醫學，它不僅有豐富的理論，更有幾千年的實踐。因此，應從中醫理論方面研究氣功，可使氣功在祛病延年、強身健體方面發揮更積極的作用。

氣功的方法是通過自我意念，來鍛鍊人體精、氣、神，謂之「主內」。武術在初階段則謂之「主外」，它通過不同拳械、功法的練習，以提高其攻防能力為目的。

氣功鍛鍊，隨著時間及技擊形式的演變、發展而逐漸滲透、融鑄於武技之中，成為習武不可缺少的內功練習。正如孟子所講：「其為氣也，至大至剛。」所以《少林拳術秘訣》一書中也講：「氣功之說有二，一養氣、二練氣。不過柔術之功用，多在於取敵制勝之中，故於養氣為尤不可緩也。」指出了氣功中的養氣是為了克敵制勝。

氣功鍛鍊對於武技水準的提高具有直接意義。否則縱然練到「皮

膜厚結如鐵殼」，反而可因為「妄用其力以殘身而損命……」所以在
≪秘訣≫書中十分注意「蓋以外功之練習，乃肉體筋骨所有事，而內
功之修養，實性命精神所皈依，離而二之，則為江湖末技。合而一之
，則為神功極致！」氣功與武術相結合，是今日少林武術內容其精華
所在。

目前流傳在少林武術中的氣功法，派別頗多。例如：坐禪功、少
林五形氣功（龍、虎、豹、蛇、鶴）、紅砂掌、大金剛功、鐵砂掌、
鐵襠功、排打功、十八羅漢功、指禪功、練息法、站樁功及硬氣功等
等。

本篇功法，按照循序漸進的原則，在第一部分著重介紹了少林內
功中傳統的「觀壁坐禪功」，和較有深度的「丹田運轉法、透骨貫通
法、導引循經法」等，以主練「意、氣」為宗旨。為了幫助讀者正確
了解氣功的實質，簡略地從中醫經絡學的角度闡述了經絡、氣血之間
的關係，以及辨證施治，防病強身，健康長壽的道理。

第二部分將介紹著名的「少林大金剛氣功」。以主練「氣、力」
為宗旨。通過「意之所動，氣即赴之，運氣化勁」的道理，對挖掘人
體力量內在潛能方面，給讀者以啟示。

(1)坐　禪　功

「觀壁坐禪功」是以少林寺達摩禪師所傳經法而著名，在佛門中
又稱「禪宗」。達摩主張以「寂修」為本，萬念皆空，明心見性。做
到「外息諸緣，內心無惴，心如牆壁。」「坐禪功」是少林拳法的根
基，通過鍛鍊，對於氣脈中和，堅實其內臟、順通經絡以充養先天，
具有重要作用。

一、基本姿勢

　　坐北朝南，全身放鬆，頭部、身體保持端正，雙眼微合，「內照丹田」。口部自然閉合，牙齒相合，舌尖內捲輕輕抵住上膛（即上顎的部位）。左腿彎屈，小腿內盤，腳背攔放於右大腿上面，腳心朝上，腳跟部緊貼右大腿根部。右腿隨之彎屈抬起，小腿內盤，腳放於左大腿上面，腳心朝上，腳跟部緊貼左大腿根部，雙腿交叉盤坐。同時兩臂保持鬆垂，腕部臂部輕放於兩大腿上面，兩掌相疊，右掌在上，左掌在下，掌心朝上（古法中拇指端內扣於無名指根處，或右手握拳，以中指、無名指端抵住掌心「勞宮穴」，在功中又稱為「握固」、「掐訣」等）。參看圖252、253。

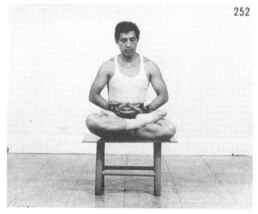

252

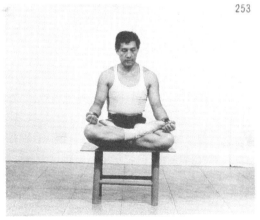

253

二、意念與呼吸

　　練功時，精神集中在「丹田」處，「凝神守中」（本文所指「丹田」即人體小腹正中處，約臍下５公分處）。此時全身骨節、肌肉均要充分放鬆，一切順乎自然，保持內在的安靜；只要能隨著腹部輕微的一起一伏，並伴隨著均勻、柔和、細緩的自然呼吸即可以了，即所謂「著意內守」。「意守法」的鍛鍊是把意念完全集中在「丹田」處，所謂以一念代萬念，將雜念排除，達到大腦入靜，全身進入舒適境界的方法。

　　「丹田」稱為生命之根，元氣聚集之所，內氣發動之源。因此，為了使「守一」的功效逐步提高，在意守時要似守非守，若即若離，用意宜淡不宜濃。

　　也就是說要避免過分用意死守，或思想高度集中在「丹田」。因為用意勉強，或過濃，氣沉「丹田」過量，「丹田」處就會產生氣脹的現象，如果再進一步繼續死守，即會產生腹部疼痛、鼓脹，以及意、息亂動等偏差，其結果則事與願違，對身體健康無益。

　　所以，我們主張在練功過程中，用意不要過濃，即不要「執著」，尤其練到一定程度時，意越淡越好，以便逐漸達到所謂「若有若隱，似意非意，恬澹虛無」的空無境界，即「不即不離」的練功狀態，以免導致昏睡或失控等弊病。在練功過程中，正確掌握「純於自然」的呼吸原則是尤為重要的。意境逐漸達到凝靜的境界，其舒適感是言語、筆墨很難形容的。

　　在功法達到上述意境後，即可採用「止息」的方法練習，此時用意念觀想，以眼觀鼻，以鼻觀「丹田」，或以雙目內視「丹田」部位，並把鼻、「丹田」兩者連成一線，通過這種中垂線相連後的貫通、相依的「止觀法」，可以很有效地協助和誘導「入靜」，達到忘息、

停息（內呼息）的狀態。這一狀態形成對神經中樞的調養十分有益。

經過一階段練習後，在練功過程中，逐漸會感到頭腦清晰、鬆弛、寧靜，全身或局部出現溫熱、清涼、肌肉跳動、麻軟舒適感，說明體內氣機已開始發動，屬於練功初期的正常效應。同時感到肢體輕盈飄渺，心境如春水靜波，意念輕悠悠、細緩緩、泯然「入定」，身體好像不存在了，進而產生一種虛無「忘我」的境界，即「神氣合一」。這是由於在練功過程中，入靜時間不斷加長，意識逐漸加深，大腦皮層就會處於一種特殊的、相對的抑制狀態，這種「止息」狀態的形成和鞏固，對經絡、氣血、臟腑等組織產生良好效應，機體內部或體表必將產生這樣或那樣的感覺，如：動，癢、涼、冷、暖、輕、重、澀、滑、熱、浮、沉等。

古時把這種現象稱之為得其「精氣、真氣……」等。在練功過程中，有時也會出現一種像電流一樣的「物質」，順著體內的經絡、穴位而傳遞肢體並達到其末端。入靜狀態下的多種效應古時稱為「氣行」和「靜極而動」，屬於正常現象。當然有些人還會在練功中出現各種幻覺，例如：感到眼前有光團的發射，有各種景物、幻覺的呈現等，此時不必緊張、恐懼（以為自己練出了偏差），更不要有意去追求，要安下心來，不理不睬，鬆靜自然。同時意守不可「執著」和強制，要做到輕微緩緩，若存若隱。

古人在這方面體會尤深，主張「不可用心守，不可無意求，用心著相，無意落空，似守非守，綿綿若存。」如出現「動象」過大，進而無法控制時，可意守「湧泉穴」，症狀就會逐漸平息下來，本文所介紹的功法，練到最高階段，身體內部和外部的「動象」都會逐漸消失，仍然恢復到原有的安靜、平穩、寧寂的虛無入定狀態。這種狀態的恢復與形成，與前相比，只不過是程度、功夫不同罷了。

　　武術愛好者在練氣功過程中，一定要以嚴肅、謹慎、自然、眞誠的態度，從基本姿勢到動作要領，要按文中每一個細節要求去做，用心理解和領會。通過實踐，反過來再加深理解功法中的各種要點。只有這樣，練功才可能有較快的進步，獲得理想的效果，避免出現偏差。為了幫助讀者練功，下面將「坐禪功」的基本姿勢和要領用幾句話概括、總結一下，便於鍛鍊時參考。

　　　　雙膝盤坐，　　手疊近丹。

　　　　周身鬆弛，　　順其自然。

　　　　體要正直，　　舌泉上捲。

　　　　身似虛無，　　目若垂簾。

　　　　觀準神凝，　　心息依連。

　　　　暗聽內注，　　氣運中丹。

　　在靜坐過程中，氣功的「氣」一般是內在運行的，由於個人內氣發動的情況不同，因此如練功得法，按要求認真去做，則體內氣血可得到正常有規律的運行，就可以榮衛全身，逐漸受益，使身體強健，益壽延年。反之，練功就可能出現偏差，身體不適，氣血阻滯，或使神經受擾，植物神經功能紊亂，這些現象對健康是不利的，當然也就更談不上防治疾患和內養精、氣、神。因此，必須正確掌握功法的客觀規律，按照循序漸進的原則進行鍛鍊，隨著時間的積累，功夫也就會日益進展，逐步深化。

　　在這一階段，還要十分注意「以功養功」的道理。如氣血旺盛以後，內氣在體內運行，如果產生不規律的「氣串」現象，不按正常循經順絡路線運行，或產生某些「動象……」時，如不及時進行調理，一方面功夫很難再向深發展，另方面由於相應而產生的恐懼心理，也易使練功產生氣行紊亂的偏差。

孟子講：「吾善養吾浩然之氣。」就是說功要練，也要善養，才能精氣神注，恬然自安。在練功達到相當程度後，待內氣充實，並伴隨氣行感覺時，可配合在意識「導引」下的呼吸鍛鍊。所謂「導引」方法，是以幫助內氣按一定的方向、路線運行，「導引」使坐禪功在原有鍛鍊的基礎上提高一步。「導引」練習方法可採用逆式呼吸法（即吸氣時，腹部隨意念「引注」而自然內收，呼氣時隨意念「引注」而充實）。練功入靜後，「丹田」逐漸發熱，待達一定程度後，可將此「氣」意想為「火珠」。方法有以下幾種：

1.丹田運轉法

方法：

隨呼氣意想「火珠」由「丹田」順任脈下引至「會陰穴」（位於襠部正中，即沿兩大腿內側中線向上，腿根部的相交點），然後再吸氣，意想「火珠」由「會陰穴」向後，沿督脈上引經「長強穴」至「命門穴」。隨之呼氣，將「火珠」前推意送至「丹田」。在「丹田」做一次吸氣調整後，再將「火珠」隨呼氣下引至「會陰穴」，這樣循環往復，連綿不斷。這一全過程類似一球沿三角形，循線穿流不息，如同一微型周天循經運轉。

$$\text{丹田} \xrightarrow{\text{呼}} \text{會陰} \xrightarrow{\text{吸}} \text{命門} \xrightarrow{\text{呼}} \text{丹田} \xrightarrow{\text{呼}} \text{會陰}$$
$$\text{（吸）} \qquad\qquad\qquad \text{（吸）}$$

要點：

①呼吸要柔緩、均勻、輕微、深長、自然、順達，切不可用力。

②在練功過程中，要注意適當結合「提肛」。

③練功結束前，仍應將「火珠」引至「丹田」意守，謂之「引氣歸元」。

功效：

「丹田」為生氣之源，性命之根，具有調氣益元，培腎固本，激發人體一身之精氣的作用。「命門」為元氣之根，精血之海，具有滋養五臟、六腑，調節陰陽平衡之作用，以及強壯腎氣，強腎補腦之功能。「會陰」為生殖之源、精氣之本，具有練精化氣，強壯精血、固精強腎，聚精補元之功能。按照丹田──會陰──命門，三穴循行意守法鍛鍊，可直接加強人體一身之三寶精、氣、神的培育、生化和運轉，進而使之養陰保精，腎氣充沛，精神飽滿，身聰目明。

2.透骨貫通法

方法：

取平坐姿勢（圖254），仍從意守「丹田」開始，隨吸氣意想「火珠」由「丹田」吸向「命門」，順脊柱上行過「大椎穴」至頂到「百會穴」。隨之呼氣，意想「火珠」由頭頂順骨而下，沿脊柱下行原路返回，經大椎穴、命門穴、長強穴至會陰穴然後分左右，沿髖關節分別順兩腿骨向下，經膝關節、踝關節至足部大拇趾端。然後隨之吸氣意想「火珠」再由足趾端沿腿骨向上至「會陰穴」匯合，沿長強穴順脊而上引至頂，如此上下反覆升降。次數可根據個人身體、病情及練功情況靈活掌握。

要點：

①「會陰穴」至頂「百會穴」要意想「火珠」基本成垂直線升降。古時稱為「中宮直透法」。

②意想導引過程中，「火珠」所走路線要沿骨內髓腔「運行」。

③呼吸要柔緩、均勻、深長、自然，初學時如感呼吸不足，可中間適當進行呼吸調節，但總的呼吸規律不可變動。

④練功結束前將「火珠」引至「丹田」或足趾端部意守均可，但

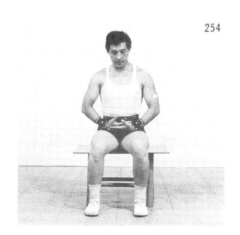

254

不宜上引「百會」意守。

功效：

透骨升降貫通法可使真氣循骨而行，促其周圍諸經穴疏通，使其達到平補平瀉，調整陰陽平衡，加強氣機運行，促進氣血暢通，排濁補清，扶正袪邪的作用。元代醫學、氣功家朱丹溪指出，人的生命活動就靠心腎相交，水火既濟。所以經常練習此功可使肝陽上逆，陰虛陽亢、上實下虛的頑疾沉疴得到升降，瀉其實症，清熱降壓，滋陰潛陽、平復疾患。又可使腎陽虛、腎陰虛等諸症得其升平，補其元虛。進而使其達到補腦、補髓、補精、補氣、補血、補神、強筋壯骨之功效。

3.導引循經法

方法：

此功法在意守「丹田」的基礎上，將其「火珠」由「丹田」向下沿任脈引至「會陰穴」再向背後沿督脈上升，經「長強穴」、「命門

穴」、「神道穴」、「大椎穴」、「風府穴」，至頭頂「百會穴」。同時配合深長、輕緩、柔和的吸氣。意念不停，意領氣隨。然後將其「火珠」通過頭頂前「上星、神庭穴」向下經面部、眼部、耳部、口部、分別引至兩側頸部至兩肩「肩井穴、肩髃穴」，再順臂外側經「曲池穴」、「外關穴」、「中衝穴」沿手背、中指端折回至手掌心「勞宮穴」。同時配合深長、輕緩、柔和的呼氣。至「勞宮穴」位後即閉息意守（暫停呼吸意守）。約十秒鐘至半分鐘左右時間，即隨之吸氣將意念（「火珠」）由「勞宮穴」分別沿兩臂內側上引，通「內關穴」、「曲澤穴」、「天泉穴」順兩側頸部至「鵲橋」（即上腭舌尖抵的部位，隨將口中唾液分三次咽下）。同時配合呼氣，隨泉（唾液）意下，沿任脈過「天突穴」、「膻中穴」至「丹田」。同時進行「閉息守穴」的功夫。在功法練習中，意念毫無強制，純於自然沈靜、柔緩，如行雲流水，毫無阻滯。練功時可沿上述所經路線周而復始地反覆進行。

要點：

①兩腿交叉盤坐，可使重心比較均勻地分散在胯股及兩膝之間，如同一等腰三角形，這樣既能使坐姿端正，又保持了重心的穩固，使腿、胯、膝、腳踝部的肌肉、關節、韌帶程度不同地得到鍛鍊。

②雙盤膝的功夫練習，可使「五心朝天」（即兩腳心、兩掌心、百會穴），五心相結合，混元一體，會使人感到功法境界與人的軀體融合為一，沒有分散之感。對於初學者來說，可能開始練習較為困難，常常由於筋骨不太適應，腿盤不上去，勉強盤上後又感到酸疼和不舒服，使練功不易持久，以致影響練功的成效。當遇到上述情況時，可採用單盤膝的姿勢，即一腿在上，另一腿在下（圖255）。如果根據個人情況單腿盤膝也做不了，可做雙盤膝的姿勢，也就是兩腳的位

置均在腿下（圖256）。或自然正坐，兩腳垂放地面，腳尖朝前，中間距離略與肩寬（同圖254）。這幾種姿勢可根據具體情況自己選擇，但在練功時一定要保持身體「中正安舒」的練功狀態。

練習「坐禪功」需要注意以下幾點：

1.練功前後，腿部、膝部、踝部、腰胯部要適當活動，做一些按摩，使關節、韌帶逐步適應，這樣有利於上述部位的血液循環和經絡通順。

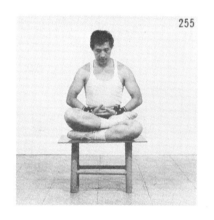
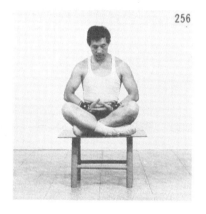

2.練功中眼睛要微合「內視」，神思內斂，這一點十分重要。古人認為「眼太開，失之外走，易於散亂。眼太閉，失之內弛，易於昏沉。」

3.舌抵上腔在練功中有貫通任、督二脈之氣的作用，可使眞津發生，「神水、金津、玉泉」意送「丹田」起到水火相濟之作用。練功時由於副交感神經興奮的結果，增加了唾液腺的分泌，這樣不僅可以源源不斷滋潤口腔及咽部，幫助消化，促進食慾，還可以利用向下吞咽唾液時的感覺，強化意識，對「丹田」部位的刺激力量。所以練功中**唾液增多**以後，宜緩緩咽下。古人說：「咽液吞津，在心化血，在

肝明目，在肺助氣，在脾化濕，在腎化精。」

4.練功過程從始至終，均應保持身體放鬆，頸部保持端而不軟，正而不僵，略含「頂懸」的意識。兩肩鬆沉，肘、腕、指、背、胯部均要自然放鬆，以保持身體重心端正與平穩，不偏不倚。胸部內含，腹部內化，襠部（即肛門和會陰穴）用意念輕輕提起做到全身鬆而不懈，緊而不僵。在姿勢、呼吸和意念三者之間存在著互相依存，相互為用的關係，初學者多由意守呼吸開始，故呼吸調整好壞，關係到意守的成敗，也直接關係到「入靜」。因此呼吸在方法上要做到悠、勻、細、緩，這樣有助於誘發入靜。每當姿勢緊張，呼吸不調時，思想也會隨之散亂，干擾入靜。所以說調身、調息、調心是在自然放鬆的基礎上進行的，不能勉強或用力，更不可魯莽急躁，要注意避免急於求成。一定要遵循「心安意隨、以意運氣、以氣隨意、氣隨意行、意氣相隨」的指導原則。

5.初學「靜坐」時，一般不易入靜，雜念紛紜，而經過一個階段的練習後，又有可能出現偏於入睡，這兩種情況都會程度不同地影響練功的成效，這也是初學氣功的常見現象（氣功練得好的，應該是高度「入靜」，而又能保持清醒狀態）。如出現上述情況時，可配合暗示的方法誘導入靜。例如：數息（默數呼吸的次數）、默念（結合一呼一吸，默念字的發音，如吸、呼、靜、鬆等字）、默示（示意全身各部位逐一放鬆，或示意自己安靜下來才能練功等等），或利用兩手（掌外緣）靠近意守部位的感覺，以幫助和控制思想意識的適當集中。練功的環境要選擇安靜，空氣新鮮，光線與溫度適宜的地方。練功前要解空大小便，過饑、過飽時不宜練功，腰帶鬆緊要適宜，衣服也要寬鬆，薄厚要與室內外溫度相適宜，練功時不宜直接坐在陰濕、冰冷的石板地上，尤其在冬季室外練功更應注意保暖，以避免風寒。這

些對促進「精神內守，暗聽內注」提高練功效果都十分有益。

　　6.如果練功中出現頭暈、腦脹、胸腔堵悶或「外動」不止，難以控制等現象時，可將意守部位暫改為意守足心（湧泉穴）或大拇趾端。待上述症狀消失數日後，還要查明產生上述情況的原因，是否有違反或忽視文中具體要領或練功細節的地方，要總結經驗，並有意識地進行動作的調整後，再恢復正常練習。此外，情緒緊張，心情煩惱時，是不宜練功的。古人講：「氣固自身穩，神靜體自安。」所以，在練功前及練功過程中，心情要愉快，一切輕鬆自然，這樣才能在練功時做到「神不外散」。當然，每個人的處境不同，但練功前，對一切事物就應暫時不去思慮，做到對外界事物不看、不聽、不聞、不感，即：「腦無所思，耳無所聞，目無所視……」，「專意守中」。使之達到「虛無忘我」和忘情（人之七情者：喜、怒、憂、思、悲、恐、驚）的境地。

　　如練功過程中，出現「思緒紛紜，久久不絕」，或緊張、不安影響練功時，最好先休息一會，待思想平靜下來後，再重新「入靜」。身體的每個部位都要注意充分鬆靜，只要做到「鬆得透、靜得深」，才有利於進入練功的最佳狀態。情緒的穩定可避免出現偏差。練功前日常生活中也要保持情緒樂觀，心情平靜是十分重要的，這也是練功能否產生效果的關鍵。

　　7.練功要專一，不能見異思遷，今天練這個功，明天又練另一個功，隨意變動，沒有固定的練功方法，亂學亂練，也是容易引起偏差、或練功久無成效的重要原因，尤其是初學武術者不可不慎。

　　為了進一步促進練功的成效，可在練功過程中適當配合默念法的輔助練習。即吸氣時默念「吸」字，這樣有助於「氣」沿背後的督脈上升，通達於頭頂「百會穴」，使腎氣入腦，起到補腦還精的作用；

呼氣時默念「呼」字，這樣有助於「寬胸、鬆腰」，易使氣沿手臂下達「勞宮」，或順身體前任脈降至「丹田」，有利於內臟生理機能的恢復和調節；「閉息」時默念「停」字，這樣有助於氣穩神凝，專意守穴，有利於內氣的聚集和傳導。

功理效果：

1.通過「坐禪功」精神意識的內守，並輔助以呼吸、導引的功法，可達到促進人體新陳代謝，以意養氣，平衡陰陽疏通經絡，調整氣血，驅邪生精，祛除疾患的作用。古人說：「氣血瘀阻，病由而生，氣血通則病自癒。」「血氣不合，百病而生。」說明氣與血是關係著人體生命活動的重要因素。

「入靜」還可使機體各部得到進一步放鬆、全身氣血得到流暢，激發和調動人體內在的潛力，誘發聚集人體內的真氣、元氣。

2.通過長時間的意守「丹田」，並有意識行其脈絡通其經穴，可恢復先天之氣的循環，真氣可直達奇經八脈以及四肢百骸、周身關竅，貫徹上下，進而通達表裡，運行不息，營養和保衛全身。凡有氣血阻滯及傷病的地方均可得到真氣的穿通，繼而活血化瘀，通經活絡，對疾患起到修補和康復的作用。

3.精、氣、神在中國醫學中稱為人身三寶，是人體生命活動重要的組成部分。古人講：「養生則壽，反之則夭。」「精足則氣足，氣足則神足。」可見三者是相輔相成的。古人又有「精為氣之母，神為氣之子」之說。晉代葛洪說：「人在氣中，氣在人中，自天地至於萬物，無不賴氣以生者也。」認為氣是維持人體活動的根本動力。而「坐禪功」強身壯體的作用，就是培補元氣。古人認為：「體之通泰，勁力之源，受氣總束，故氣存則生，氣絕則亡。」宋代醫書≪聖濟總錄≫中說：「人之五臟、六腑、百骸、九竅，皆一氣所通。氣流則

形和，氣戾則形病。」說明人體內氣血暢通、運行不滯對於健康、祛病、養生益壽的直接意義。人體內的精、氣、神不是單獨存在的，而是一個統一的整體，三者雖是不同的概念，但彼此間相互聯繫，氣產生於精，精的生化有賴於氣，而精與氣的共同作用表現為神。精的充沛與否和氣的盛衰會直接影響到神的旺盛，神的興旺與否也直接反映精、氣的盛衰。「坐禪功」是依據中醫學原理，在調心、調息、調身的全過程中，使人體逐步獲得精足、氣足、神旺的理想健康狀態。

4.在練功過程中我們可以看到，由於呼吸頻率的減慢，呼吸深度增加，一般呼氣較吸氣相對延長。經過鍛鍊腹式呼吸形式逐步形成，一方面加大了膈肌活動的幅度，改變了胸腹腔的內壓，相對降低了心肺循環的負擔，又對腹腔內臟各器官起到一種積極的有益按摩。這種「內動」形式的鍛鍊不僅能增強呼吸機能，增大肺活量，使全身供氧充足，而且肺與各臟腑間關係更密切了。心主血、肺主氣，人血之運行，雖為心所主，但必須在肺氣舒暢的情況下，才能貫心脈而通達全身內外，四肢百骸。這樣，練功後情緒、感覺自然會達到舒適、愉快的最佳境界和狀態。

5.關於練功的時間掌握和方向位置的問題，一般在靜坐時（重病或身體十分虛弱的病人可採用仰身平躺的姿勢，這樣更有利於全身放鬆）要求「面朝南」而坐；時間的安排可根據自己的病因，練功目的等靈活掌握。練功時間與方向的問題不可忽略，它關係到練功的程度，其基礎是有一定醫學理論依據的。按照明代楊繼洲所著≪針灸大成≫一書的論點，寅時內氣走肺，卯時內氣走脾，申時內氣走膀胱，亥時內氣走三焦。我國中醫針灸經絡學中著名的「子午流注」理論相應用在氣功、養生上，將為氣功的順利進展、疾患的治癒和健身長壽提供傳統有效的醫學依據。

此外，古代還有「九宮圖」「靈龜八法」等時辰運行的理論，這些都是說明練功要選擇適宜的時間，這樣練功才更有針對性，療效和功夫程度才能有顯著提高。從現代醫學的角度來講，也可以說是一種「生物鐘、時間治療法」。按照中醫陰陽五行理論：「東方少陽之氣與人體肝氣同質，南方太陽之氣與人體心氣同質，西方少陰之氣與人體肺氣同質，北方至陰之氣與人體腎氣同質。」等記載說明自然界中大氣的變化，影響著人體內部的變化。人體內氣的運行是按照自身規律，在十二條經脈內運轉，首尾相接，形成了一條循環通道，地球自轉一周，人的內氣也相應地自轉，並且，「內氣」與大氣之間能夠互相交流。≪內經•遺篇刺法論≫中介紹：「腎有病者，可以寅時面向南，淨神不亂思，閉氣不息七遍，以引頸咽氣順之，如咽甚硬物。如此七遍後，餌舌下津令無數。」根據寅時肺氣功能強，卯時丹田元氣最旺盛的特點，具體練功時間也可安排在寅卯時（即清晨三時至七時）進行。這段時間因環境靜寂，空氣新鮮，易於入靜，有利於達到練功的最佳效果。下面將十二經氣血流注最旺盛的相應時間規律介紹如下，供練功者參考：

子時（二十三點至午夜一點）走膽經；

丑時（一點至三點）走肝經；

寅時（三點至五點）走肺經；

卯時（五點至七點）走大腸經；

辰時（七點至九點）走胃經；

巳時（九點至十一點）走脾經；

午時（十一點至十三點）走心經；

未時（十三點至十五點）走小腸經；

申時（十五點至十七點）走膀胱經；

酉時（十七點至十九點）走腎經；

戌時（十九點至二十一點）走心包經；

亥時（二十一點至二十三點）走三焦經；

練功者根據所需，按照上述所列的時辰表，可選擇相應的內氣最旺盛的時辰練功。

關於練功「面向南」的問題也同自然的運轉相符合。近年來的科學實驗證明，經絡具有明顯的電磁特性，穴位是電磁聚焦點，存在著對磁性信號的敏感反應。練功時強調「面向南」實際上是使人體的生物磁順著地磁方向，是一種對人體起著內外相應的天然磁療。

「坐禪功」鍛鍊不是通過身體的激烈運動而達到鍛鍊目的，而是通過人的主觀能動性，以自我意識來調整人體生理功能而達到健身作用的。這種自我意識積極的自我控制和調整，能使機體處於最佳工作狀態，從而逐步增強調整力，適應力，提高免疫力，康復力，促進人體內的動態平衡，調動機體內在潛力，進而達到治病強身的功效。

武術愛好者或慢性病患者，只要對氣功有正確的認識，並始終不渝地常年堅持鍛鍊，肯定都會從中受益，獲得良好的效果。

(2)大金剛氣功

「大金剛氣功」又稱「金剛氣功八勢」，源自少林大金剛拳的「內功法」。可在「丹田」功基礎上練習此功。拳法主張「入寂禪修，拳禪一體」也就是通過氣功的鍛鍊，達到內、外功夫的統一，意念、呼吸、勁力三者合一，通達一體，充實拳法擊技。此功法具有技擊、健身、養生三大功效。其功法簡捷易行，神形兼備，效果顯著，近年來深受武術愛好者的歡迎。

基本姿勢：

一、預備勢（金剛頂立勢）

動作說明

身體直立，兩腿平行分開，兩腳尖朝前，中間距離約為本人腳長的三倍，兩腿膝部挺直，兩臂自然垂放於體側，兩掌心朝內；眼看正前方（圖257）。

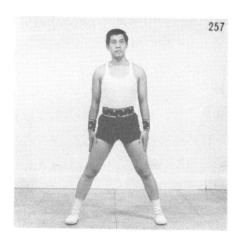

技術要求及注意事項：

①身體保持端正，收腹、含胸、提襠、沉肩、鬆臂，頭頸正直，下顎內收，舌抵上顎，合齒閉唇（用鼻呼吸）。

②兩腳站立要穩實，腳趾抓地。

③思想集中，意守兩「湧泉穴」（足底部第二趾尖與足跟後緣線，中連線的前⅔位置點）。

二、調息（金剛伏虎勢）

動作說明

①接上動，兩臂同時外旋成側平舉，兩手成八字掌，肘部略沉；掌心朝上，眼微視前方（圖258）。

②接上動，兩臂屈肘同時內攏至頭頂下方，兩掌心朝下，中指相對（中間相距約10公分）；眼微視上方（圖259）。

③上動不停，兩掌同時由頭頂上方經面前向下沿身體中線垂直按壓，兩腿隨勢屈膝半蹲成馬步；兩掌按壓襠前，兩肘略屈，腋下含空，掌心朝下，掌指相對；眼微視兩掌（圖260）。

技術要求及注意事項

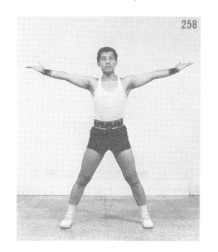

258

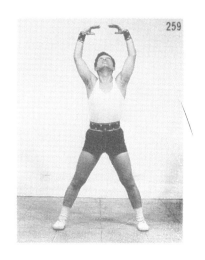

259

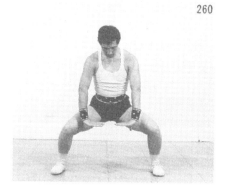

260

①兩臂動作要連貫、圓活、自然、輕緩；肩背沉鬆，肘部放鬆隨勢而屈，兩掌心內含，腕部不可用力；動作輕緩，隨意而行。

②兩腿成馬步與下按掌同時完成。

③兩臂抬起至頭頂的過程中深深吸氣，隨兩掌下按而緩緩呼氣；意念隨勢由兩腳「湧泉穴」沿兩腿後側上升，經「昆侖、承山、委中、環跳」諸穴至「命門穴」沿督脈順脊椎升至「大椎穴」，經「風府」至「百會穴」；隨兩掌徐徐下按，意識由「百會穴」沿任脈向下，經「上星、神庭、承漿、天突、膻中」穴至「丹田」；功法中謂之「氣沉丹田」。

三、撞掌（力撞山門勢）

動作說明

①接上動，兩臂略外旋向體前伸出，同時向上、向內屈肘成立掌（柳葉掌），分別置於兩肩前，略比肩高，肘端下垂，掌指朝上，掌心相對，中間距離與肩寬。眼微視前方（圖261）。

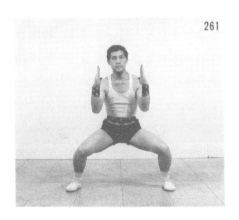
261

②接上動，兩掌同時變八字掌略外旋，掌指朝上，掌心朝前，平行向正前方推撞出，同時沉肩，墜肘，掌心內含。力達掌心；眼看正前方（圖262①②）。

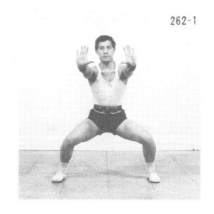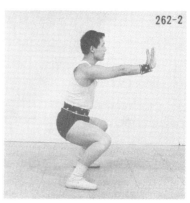

技術要求及注意事項

①沿體前向上屈肘成立掌動作時，速度要穩緩，肘部彎屈略小於90度，同時配合吸氣。

②兩掌同時用力向前平行推出時，動作要迅速有力；馬步保持不動，在撞推的瞬間，背部略向後撐，同時配合呼氣，使力量發揮穩實、通達。

③撞掌以前可將腳跟略抬起，撞掌時用力拄地；使之內氣震撼，上下貫通。

④意念在靜止時，由「丹田」下引至「會陰穴」，向後經「長強、命門」至「大椎穴」隨後向左右分開，分別經肩部的「肩髃穴」順臂直達「勞宮穴」至十指端；然後以指端、掌心為力點向前猛力撞出，隨之將「氣」發至無限遠。

四、雙前衝拳（拳打南山勢）

動作說明

①接上動，兩掌略停頓後，以腕為軸，緩緩外旋至掌心朝上，兩肘略屈，置體前與肩平，掌指朝前，兩掌間相距約20公分；眼看前方（圖263）。

②拉上動，兩掌用力抓握成爪狀（圖264），屈肘徐徐收至腰間，同時抓握成拳，拳心朝上；眼看前方（圖265）。

③接上動，兩拳同時由腰間向體前衝出，肘部挺直，高與肩平，

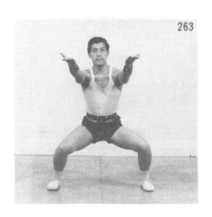

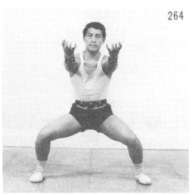

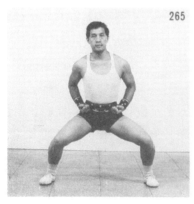

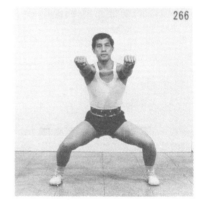

兩拳成平行，拳心朝下，力達拳面，中間相距約25公分；眼視前方（圖266）。

技術要求及注意事項：

①兩掌外旋抓握成拳，收至腰間，這三個動作要連貫，速度要沉緩；同時配合動作吸氣；從旋掌——扣爪——握拳的過程要連貫、用力。

②衝拳動作要迅速、有力，做到沉肩、挺肘、含胸、收腹、立腰、坐胯，同時配合呼氣。

③隨雙掌外旋，抓拳時，以意念將「氣」由無限遠收至兩「勞宮穴」，雙拳衝出時，用指端抵住掌心，並注意「勞宮穴」。

五、側雙衝拳（金剛抖威勢）

動作說明

①接上動，兩拳同時略外旋，由體前迅速屈肘，用力收至腰間，拳心朝上，眼視前方（圖267）。

②接上動，兩拳同時略內旋向體兩側平行衝出，高與肩平，拳心

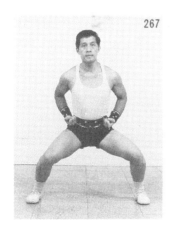
267

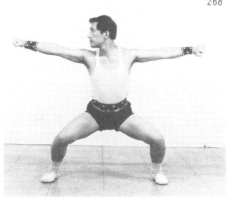
268

朝下,力達拳面;肘部挺直,眼視右方(圖268)。

　　技術要點及注意事項:

　　①兩拳收至腰間要有力,肘部夾緊,並配合動作吸氣。

　　②兩拳分別向體側衝出要做到迅速有力,身體保持端正,腕部挺直,肩部鬆沉,腳趾抓地,同時配合動作呼氣;意念仍守「勞宮穴」。

六、栽拳(力墜千斤勢)

　　動作說明

　　①接上動,兩臂外旋,同時屈肘向上,向內抬起,置於兩側,高與眉齊,肘端下垂,兩拳心朝內,拳面朝上;眼視前方(圖269)。

　　②上動不停,兩拳繼續向內壓合,至肩平位置,兩拳心朝下,置於肩前,兩肘平行;眼看前方(圖270)。

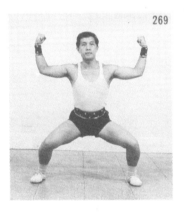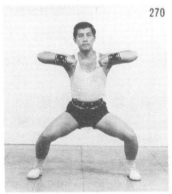

　　③上動不停,兩拳猛力下栽,分別置於胯側,肘部挺直,拳心朝後;身體保持不動,眼看前方(圖271①②)。

　　技術要求及注意事項

①兩臂向上屈肘上抬時，動作要柔和輕緩，同時配合吸氣。

②兩拳向下用力栽拳時，動作要迅速，乾淨利落；同時頭頸略向上頂，並配合呼氣。

③整個動作要連貫，做到不僵不滯，迅猛力沉；意念仍注守「勞宮穴」。

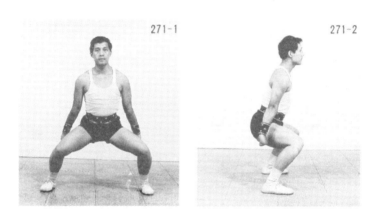

271-1　　271-2

七、雙拳上撞（金剛托塔勢）

動作說明

接上動，兩臂同時外旋，屈肘向上用力緩緩抬起，分別置於頭頂

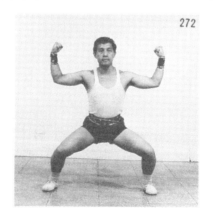

272

兩側成平行，拳心朝內，拳面朝上；眼視正前方（圖272）。

技術要求及注意事項

①兩拳由胯側向上擰旋上舉時，要保持臂部肌肉緊張，雙拳緊握，略有抖動感；同時配合動作做深長的吸氣。

②意念仍注守「勞宮穴」。

八、雙按掌（金剛伏虎勢）

動作說明：

①接上動，兩拳同時變八字掌，分別向頭頂上方合攏，腕部隨之內扣，掌心朝下，掌指相對，中間相距約10公分；眼視正前方（圖273）。

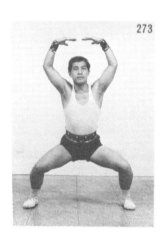

②上動不停，兩掌同時經體前下按，兩掌平行橫置胸前，掌指相對，掌心朝下；眼視正前方（圖274）。

③上動不停，兩掌繼續下按，同時身體隨之緩緩立起，膝部挺直，頭向上頂，兩掌分別置於腹前，掌型不變，眼視正前方（圖275）。

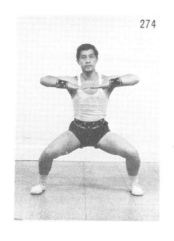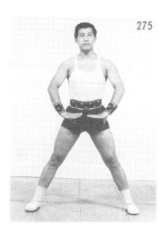

技術要點及注意事項

①兩掌向頭頂上方合攏時，動作要輕緩，肘部要略屈，手指要放鬆。

②意念由兩掌心「勞宮穴」引向中指端「中衝穴」，隨勢將「氣」向頭頂正中「百會穴」貫入。

③隨雙掌下按至腹前，意念由頭頂沿任脈向下直達「丹田」隨之意守約五分鐘至十分鐘後（配合輕、細、柔、緩的呼吸），即可收功；也可將「氣」向下順兩條腿內側經「血海」、「陰陵泉」、「三陰交」穴降至足心「湧泉穴」，再行收功。

④雙掌沿體前向下按掌時，臀部肌肉要充分放鬆，掌心內含，膝部隨勢緩緩挺直，用鼻緩緩呼氣。

⑤整個動作要連貫，協調，穩重，輕緩，肩背部要鬆沉，收腹含胸，收臀立腰，體能端正，腳趾抓地，足心含空；呼吸要深長柔和，做到鬆而不懈，緊而不僵的適度狀態。

⑥動作完成後，仍恢復原來的立正姿勢。即兩腿並攏，兩手垂放

身體兩側，眼看前方（圖276）。

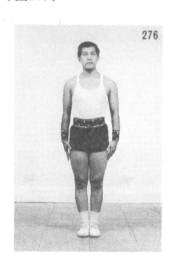

　　練習不受場地限制，只要按要領去做，一般情況下氣感產生較快，無副作用，因此簡便易行，人人可練。需要特別注意的事項有以下幾點：

　　①要按動作說明，掌握正確要領，按循序漸進的原則進行鍛鍊；此功法可單獨練習，也可以配合「坐禪功」在同一天內分別練習。

　　②動作姿勢要求舒展，剛柔分明，內外相合，以鬆、靜自然為本，動作過程除發力迅速猛烈以外，其他動勢均宜輕緩，做到鬆緊適度，在衝拳、推掌發力時，可配合發「嗨」音（用「丹田」發力，配合呼氣，此時腹部鼓蕩充實）。

　　③練功的時間下午、晚間均可，每次宜半小時左右。由於姿勢動作簡單，根據身體情況可多練幾遍。

　　在練功過程中，由於氣機發動，周身血液循環加快，全身或局部發熱，出汗均屬正常現象，但要防止出汗過多而耗氣。

④練功過程中，精神要集中，不受外界環境的干擾，情緒要穩定，樂觀；過饑、過飽、過度疲勞時不宜練功，同時環境清潔，安靜，空氣新鮮對練功情緒及效果也都有幫助。

⑤此功法採用「逆式呼吸法」（均用鼻呼吸），即吸氣時腹部自然內收，同時「會陰」上提，意想氣由「丹田」吸向「命門」，似「氣貼脊背，注入兩腎」；呼氣時腹部自然充實，意想氣由「命門」推向「丹田」，似「氣充丹田，貫通諸經、四梢」，如果練功時感到吸氣不足，可採用「三吸一呼的方法，加強吸氧量，這樣不僅可以加快腹式呼吸的逐步形成，加強「丹田」的聚氣，儲能運動，而且對加強脾、胃、肝、腎、胰、膀胱的功能有重大作用；這一呼吸法本身就是一個獨特的「丹田吐納法」，長期堅持，對強身壯體是有益的。這也是拳家所論：「練拳傷氣，習功補之」的原因吧！

⑥「大金剛氣功」在姿勢形態上要求：頭正身直、含胸收腹、肩背鬆展、鬆腰沉胯、展膝扣足。以避免產生氣湧上浮，氣短拳慢、上重下輕，飄然無根的偏差，使功夫達到純正。

⑦在氣功鍛鍊過程中，要注意勞逸結合，飲食和起居，尤其要減免房勞。古人提出在練功過程中應斷絕性生活一百天，這一主張是有道理的。因氣功鍛鍊其根本在於養精固腎，培元歸本，強神壯體。如果在練功過程中忽視「善養功夫」和「固精培元」，不僅練功成效會受到影響，反而還會導致內分泌失調，免疫防禦功能減退，抵抗力下降，促使新陳代謝功能反常，從而加速細胞衰老，造成傷神、傷氣、傷精，使健康受到威脅。

元代養生家王中陽講：「古法以男子三十而婚，女子二十而嫁。三十者八日一施泄，四十者十六日一施泄，五十者二十一日一施泄，六十歲當閉固勿泄也。」中醫學認為：腎乃先天之本，藏精氣，可生

殖、主骨髓，運化水液。腎氣旺則骨堅筋強，腎氣衰則腰酸腿軟，縱慾傷腎，會引起體內臟腑、氣血失調而致病，減壽。所以，每一個練氣功、習武強身者都應注意節制性生活。其中所謂「節」就是根據自己身體實際情況做到有規律、有安排、要適當。「制」即「止」的意思。要切實根據自己的年齡、體質等條件慎重掌握，才不損傷精、氣、神。

　　≪內經·素問≫中講「法於陰陽，和於術數，飲食有節，起居有常，不妄勞作，故能形與神俱，而盡終其天年，度百歲乃去。」這一數千年前的古醫名鑒，確是值得深思的。

古≪易筋經≫十二圖（清光緒七年‧王祖源編）

第一勢　韋佗獻杵
立身期正直，環拱手當胸；
氣定神皆斂，心澄貌也恭。

第二勢　韋佗獻杵
足趾掛地，兩手平開；
心平氣靜，目瞪口呆。

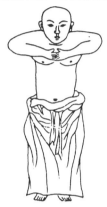

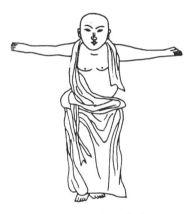

第三勢　韋佗獻杵
掌托天門目上觀，足尖著地立身端；
力周骹肋渾如植，咬緊牙關不放寬；
舌可生津將齶抵，鼻能調息覺心安；
兩拳緩緩收回處，用力還將挾重看。
註：骹意同腿，音亦讀「腿」。

第四勢　摘星換斗
單手擎天掌覆頭，更從掌內注雙眸；
鼻端吸氣頻調息，用力收回左右侔。
註：侔（mǒu），相等，齊。

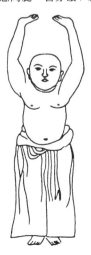

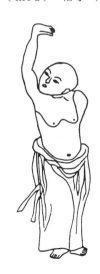

第五勢　倒拽九牛尾
兩骹後伸前屈，小腹運氣空鬆；
用力在於兩膀，觀拳須注雙瞳。

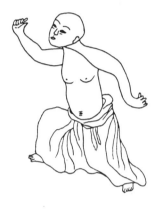

第六勢　出爪亮翅
挺身兼怒目，推手向當前；
用力收回處，功須七次全。

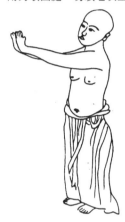

第七勢　九鬼拔馬刀
側首彎肱，抱頂及頸；
自頭收回，弗嫌力猛；
左右相輪，身直氣靜。

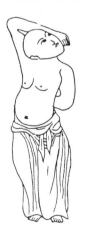

第八勢　三盤落地
上齶堅撐舌，張睛意注牙；
足開蹲似踞，手按猛如拏；
兩掌翻齊起，千觔重有加；
瞪睛兼閉口，起立足無斜。

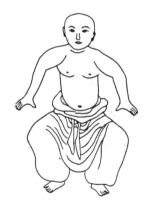

第九勢 青龍探爪

青龍探爪，左從右出；
修士效之，掌平氣實；
力周肩背，圍收過膝；
兩目注平，息調心謐。

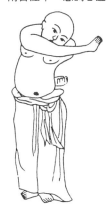

第十勢 臥虎撲食

兩足分蹲身似傾，屈伸左右骰相更；
昂頭胸做探前勢，偃背腰還似砥平；
鼻息調元均入出，指尖著地賴支撐；
降龍伏虎神仙事，學得真形也衛生。

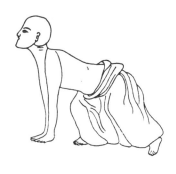

第十一勢 打躬勢

兩手齊持腦，垂腰至膝間；
頭惟探胯下，口更齒牙關；
掩耳聰教塞，調元氣自閑；
舌尖還抵齶，力在肘雙彎。

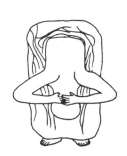

第十二勢 掉尾勢

膝直膀伸，推手自地；　瞪目昂頭，凝神壹志；
起而頓足，二十一次；　左右伸肱，以七為志；
更作坐功，盤膝垂皆；　口注於心，息調於鼻；
定靜乃起，厥功維備；　總考其法，圖成十二；
誰實貽諸，五代之季；　達摩西來，傳少林寺；
有宋岳侯，更為鑒識；　祛病延年，功無興類。

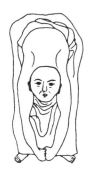

有關≪易筋經≫的說明

　　早在幾千年前，我國就已有了中草藥、針灸、導引、吐納、按蹻（推拿、按摩）等有效的醫療手段，其中導引健身一術在距今兩千一百多年的長沙馬王堆三號漢墓出土的導引圖中，就有「三禽戰」的圖形描繪。後漢時期醫學家華佗所編練的「五禽戲」（熊、猿、虎、鳥、鹿）和≪易經≫的理論，對以後流傳於世的≪八段錦≫、≪易筋經≫的形成和發展很有可能起了重要的影響和借鑒作用。≪後漢書・方術傳≫中記載：「華佗，字元化，曉養性之術。」他主張：「人體欲得勞動，但不當使極耳，動搖則谷氣得消，血脈流通，病不得生，譬如戶樞終不朽也。是古之仙者，行導引之事，熊經鴟顧，引挽腰體，動諸關節，以求難老。」明代流傳至今的≪易筋經≫鍛鍊法，幾百年來，經久不衰，深受武術界、醫學界和鍛鍊家的普遍珍視，說明此套功法對於人體有效的保健價值是不可低估的，可以肯定地說，這種有益的組合動勢練習，作為武術的外功法，不僅可以鍛鍊筋骨、肌肉的堅韌、彈性、靈活和力量，而且可以使內臟各器官功能得到相應的加強，提高武術運動中所必須具備的身體素質；作為訓練前的預備功，可有效地減輕和避免運動性創傷；也可有規律地調節和增強其運動幅度及動作的協調性；如果將其作為治癒疾患、肌體損傷及健身長壽的輔助療法，可起到舒通經絡，暢其氣血，調節各生理系統平衡，補元益身，防治疾患，延緩衰老的作用。

　　讓≪易筋經≫為人類的健康，發揮出更大的潛在力量。

後　記

　　《少林十大健身功》曾在國內外體育刊物上連載，短短時間內收到幾千封讀者和團體的來信，給了我以莫大的鼓舞和支持。此次編輯成書，就是在原文基礎上，重新整理編寫的。

　　在眾多的讀者來信中，比較集中地問到：在練功過程中，怎樣正確地選擇和安排鍛鍊內容呢？練功期間都應注意哪些問題？我個人認為，這要根據具體情況，靈活掌握，以不徒於形式，注重效果為原則，方可獲得練功的益處。例如：

　　1.初學武術愛好者，可按照「十大功法」的順序，逐步進行鍛鍊。每一種功法在練習大約2—3個月後，待基本掌握純熟而無偏差時，可進行第二種功法練習。在進行第二種功法練習時，仍要兼練已掌握的前項功法，萬不可偏廢。

　　2.少林十大功法適宜各種年齡、性別和體質的武術愛好者，及有一定武術基礎的練習者，在選擇功法內容時，也可根據自己的實際情況，有針對性地選擇適宜自己的單項功法進行練習，以達到強健身體，治癒疾患和強化某種功法深度的目的。

　　3.具體功法練習及時間的安排，要因人、因地而定，不可強求一致。但一般說來，可遵循下列原則：早晨（6時左右）以練習「眼功、大金剛氣功、馬步樁、腰胯功」為宜，這樣有助於活動筋骨、血脈，調節精神，有利於一天的工作、生活和學習；下午（16時左右）練習「沙袋功、樁靶功、鐵臂功、掌指功、排打功」為宜，這樣有助於增強功力和提高戰術技能；晚間（21時左右）練習「伸展法氣功」為宜，這樣有助於全身調整，恢復一天的疲勞，利於睡眠，是一種積極

、有效的休息法。從季節來講，又以「冬寒主以動，暑夏主以靜，臨春秋而動靜兼宜」為原則。

4.由於每個人的體質、技術程度、神經類型及身體素質不同，因此練功所產生的效果也就不同，不可能一概而論，只有將功法動作切實融化、純熟，才能在應用實踐中得到相應的成效，發揮出功法實際的潛在威力。只要讀者以恆心，專心、漸進、求精的原則和精神進行鍛鍊，必定會從中獲得有益的幫助。

5.練功期間還要注意「練養兼顧」的原則。就是說，在練功期間要特別注意飲食起居的調整，例如：要適當加強合理營養，多吃一些含蛋白質較多的豆類、奶類、蛋類和瘦肉，並適當多配佐以各種蔬菜、水果等，以加強練功期間的營養補充，食品也要多樣化，這樣一方面增加了食慾，另一方面能使身體獲得多種維生素和身體所需的各種營養成分。也要注意勞逸結合，在身體過於疲勞，情緒不佳或身體有突然不適感覺時，可暫停練習。練功過程中，如興趣濃厚，運動量不加限制，也易引起過度疲勞和運動損傷，為了避免偏差，練功要講究適量，還要適當控制性生活等，如不注意以上細節，往往是練功久無成效或易引起偏差的重要因素，讀者不可不慎。

謹希望本書能為您在武術鍛鍊與健身養生方面提供幫助和啟發。

秦慶豐

大展出版社有限公司　圖書目錄

地址：台北市北投區11204　　電話：(02) 8236031
　　　致遠一路二段12巷1號　　　　　　8236033
郵撥：0166955～1　　　　　　傳眞：(02) 8272069

• 法律專欄連載 • 電腦編號 58

台大法學院　法律學系／策劃
　　　　　　法律服務社／編著

| ①別讓您的權利睡著了 1 | 200元 |
| ②別讓您的權利睡著了 2 | 200元 |

• 秘傳占卜系列 • 電腦編號 14

①手相術	淺野八郎著	150元
②人相術	淺野八郎著	150元
③西洋占星術	淺野八郎著	150元
④中國神奇占卜	淺野八郎著	150元
⑤夢判斷	淺野八郎著	150元
⑥前世、來世占卜	淺野八郎著	150元
⑦法國式血型學	淺野八郎著	150元
⑧靈感、符咒學	淺野八郎著	150元
⑨紙牌占卜學	淺野八郎著	150元
⑩ＥＳＰ超能力占卜	淺野八郎著	150元
⑪猶太數的秘術	淺野八郎著	150元
⑫新心理測驗	淺野八郎著	150元

• 趣味心理講座 • 電腦編號 15

①性格測驗 1	探索男與女	淺野八郎著	140元
②性格測驗 2	透視人心奧秘	淺野八郎著	140元
③性格測驗 3	發現陌生的自己	淺野八郎著	140元
④性格測驗 4	發現你的真面目	淺野八郎著	140元
⑤性格測驗 5	讓你們吃驚	淺野八郎著	140元
⑥性格測驗 6	洞穿心理盲點	淺野八郎著	140元
⑦性格測驗 7	探索對方心理	淺野八郎著	140元
⑧性格測驗 8	由吃認識自己	淺野八郎著	140元
⑨性格測驗 9	戀愛知多少	淺野八郎著	140元

⑩性格測驗10	由裝扮瞭解人心	淺野八郎著	140元
⑪性格測驗11	敲開內心玄機	淺野八郎著	140元
⑫性格測驗12	透視你的未來	淺野八郎著	140元
⑬血型與你的一生		淺野八郎著	140元
⑭趣味推理遊戲		淺野八郎著	140元

・婦 幼 天 地・電腦編號 16

①八萬人減肥成果	黃靜香譯	150元
②三分鐘減肥體操	楊鴻儒譯	150元
③窈窕淑女美髮秘訣	柯素娥譯	130元
④使妳更迷人	成 玉譯	130元
⑤女性的更年期	官舒妍編譯	160元
⑥胎內育兒法	李玉瓊編譯	120元
⑦早產兒袋鼠式護理	唐岱蘭譯	200元
⑧初次懷孕與生產	婦幼天地編譯組	180元
⑨初次育兒12個月	婦幼天地編譯組	180元
⑩斷乳食與幼兒食	婦幼天地編譯組	180元
⑪培養幼兒能力與性向	婦幼天地編譯組	180元
⑫培養幼兒創造力的玩具與遊戲	婦幼天地編譯組	180元
⑬幼兒的症狀與疾病	婦幼天地編譯組	180元
⑭腿部苗條健美法	婦幼天地編譯組	150元
⑮女性腰痛別忽視	婦幼天地編譯組	150元
⑯舒展身心體操術	李玉瓊編譯	130元
⑰三分鐘臉部體操	趙薇妮著	120元
⑱生動的笑容表情術	趙薇妮著	120元
⑲心曠神怡減肥法	川津祐介著	130元
⑳內衣使妳更美麗	陳玄茹譯	130元
㉑瑜伽美姿美容	黃靜香編著	150元
㉒高雅女性裝扮學	陳珮玲譯	180元
㉓蠶糞肌膚美顏法	坂梨秀子著	160元
㉔認識妳的身體	李玉瓊譯	160元
㉕產後恢復苗條體態	居理安・芙萊喬著	200元
㉖正確護髮美容法	山崎伊久江著	180元

・青 春 天 地・電腦編號 17

①A血型與星座	柯素娥編譯	120元
②B血型與星座	柯素娥編譯	120元
③O血型與星座	柯素娥編譯	120元
④AB血型與星座	柯素娥編譯	120元

⑤青春期性教室　　　　　　　呂貴嵐編譯　130元
⑥事半功倍讀書法　　　　　　王毅希編譯　130元
⑦難解數學破題　　　　　　　宋釗宜編譯　130元
⑧速算解題技巧　　　　　　　宋釗宜編譯　130元
⑨小論文寫作秘訣　　　　　　林顯茂編譯　120元
⑪中學生野外遊戲　　　　　　熊谷康編著　120元
⑫恐怖極短篇　　　　　　　　柯素娥編譯　130元
⑬恐怖夜話　　　　　　　　　小毛驢編譯　130元
⑭恐怖幽默短篇　　　　　　　小毛驢編譯　120元
⑮黑色幽默短篇　　　　　　　小毛驢編譯　120元
⑯靈異怪談　　　　　　　　　小毛驢編譯　130元
⑰錯覺遊戲　　　　　　　　　小毛驢編譯　130元
⑱整人遊戲　　　　　　　　　小毛驢編譯　120元
⑲有趣的超常識　　　　　　　柯素娥編譯　130元
⑳哦！原來如此　　　　　　　林慶旺編譯　130元
㉑趣味競賽100種　　　　　　劉名揚編譯　120元
㉒數學謎題入門　　　　　　　宋釗宜編譯　150元
㉓數學謎題解析　　　　　　　宋釗宜編譯　150元
㉔透視男女心理　　　　　　　林慶旺編譯　120元
㉕少女情懷的自白　　　　　　李桂蘭編譯　120元
㉖由兄弟姊妹看命運　　　　　李玉瓊編譯　130元
㉗趣味的科學魔術　　　　　　林慶旺編譯　150元
㉘趣味的心理實驗室　　　　　李燕玲編譯　150元
㉙愛與性心理測驗　　　　　　小毛驢編譯　130元
㉚刑案推理解謎　　　　　　　小毛驢編譯　130元
㉛偵探常識推理　　　　　　　小毛驢編譯　130元
㉜偵探常識解謎　　　　　　　小毛驢編譯　130元
㉝偵探推理遊戲　　　　　　　小毛驢編譯　130元
㉞趣味的超魔術　　　　　　　廖玉山編著　150元
㉟趣味的珍奇發明　　　　　　柯素娥編著　150元

・健　康　天　地・電腦編號18

①壓力的預防與治療　　　　　柯素娥編譯　130元
②超科學氣的魔力　　　　　　柯素娥編譯　130元
③尿療法治病的神奇　　　　　中尾良一著　130元
④鐵證如山的尿療法奇蹟　　　廖玉山譯　　120元
⑤一日斷食健康法　　　　　　葉慈容編譯　120元
⑥胃部強健法　　　　　　　　陳炳崑譯　　120元
⑦癌症早期檢查法　　　　　　廖松濤譯　　130元
⑧老人痴呆症防止法　　　　　柯素娥編譯　130元

⑨松葉汁健康飲料　　　　　　　陳麗芬編譯　130元
⑩揉肚臍健康法　　　　　　　　永井秋夫著　150元
⑪過勞死、猝死的預防　　　　　卓秀貞編譯　130元
⑫高血壓治療與飲食　　　　　　藤山順豐著　150元
⑬老人看護指南　　　　　　　　柯素娥編譯　150元
⑭美容外科淺談　　　　　　　　楊啟宏著　150元
⑮美容外科新境界　　　　　　　楊啟宏著　150元
⑯鹽是天然的醫生　　　　　　　西英司郎著　140元
⑰年輕十歲不是夢　　　　　　　梁瑞麟譯　200元
⑱茶料理治百病　　　　　　　　桑野和民著　180元
⑲綠茶治病寶典　　　　　　　　桑野和民著　150元
⑳杜仲茶養顏減肥法　　　　　　西田博著　150元
㉑蜂膠驚人療效　　　　　　　　瀨長良三郎著　150元
㉒蜂膠治百病　　　　　　　　　瀨長良三郎著　150元
㉓醫藥與生活　　　　　　　　　鄭炳全著　160元
㉔鈣聖經　　　　　　　　　　　落合敏著　180元
㉕大蒜聖經　　　　　　　　　　木下繁太郎著　160元

• 實用女性學講座 • 電腦編號 19

①解讀女性內心世界　　　　　　島田一男著　150元
②塑造成熟的女性　　　　　　　島田一男著　150元

• 校 園 系 列 • 電腦編號 20

①讀書集中術　　　　　　　　　多湖輝著　150元
②應考的訣竅　　　　　　　　　多湖輝著　150元
③輕鬆讀書贏得聯考　　　　　　多湖輝著　150元
④讀書記憶秘訣　　　　　　　　多湖輝著　150元
⑤視力恢復！超速讀術　　　　　江錦雲譯　160元

• 實用心理學講座 • 電腦編號 21

①拆穿欺騙伎倆　　　　　　　　多湖輝著　140元
②創造好構想　　　　　　　　　多湖輝著　140元
③面對面心理術　　　　　　　　多湖輝著　140元
④偽裝心理術　　　　　　　　　多湖輝著　140元
⑤透視人性弱點　　　　　　　　多湖輝著　140元
⑥自我表現術　　　　　　　　　多湖輝著　150元
⑦不可思議的人性心理　　　　　多湖輝著　150元
⑧催眠術入門　　　　　　　　　多湖輝著　150元

⑨責罵部屬的藝術　　　　　　多湖輝著　150元
⑩精神力　　　　　　　　　　多湖輝著　150元
⑪厚黑說服術　　　　　　　　多湖輝著　150元
⑫集中力　　　　　　　　　　多湖輝著　150元
⑬構想力　　　　　　　　　　多湖輝著　150元
⑭深層心理術　　　　　　　　多湖輝著　160元
⑮深層語言術　　　　　　　　多湖輝著　160元
⑯深層說服術　　　　　　　　多湖輝著　180元

• 超現實心理講座 • 電腦編號 22

①超意識覺醒法　　　　　　　詹蔚芬編譯　130元
②護摩秘法與人生　　　　　　劉名揚編譯　130元
③秘法！超級仙術入門　　　　　陸　明譯　150元
④給地球人的訊息　　　　　　柯素娥編著　150元
⑤密敎的神通力　　　　　　　劉名揚編著　130元
⑥神秘奇妙的世界　　　　　　平川陽一著　180元

• 養 生 保 健 • 電腦編號 23

①醫療養生氣功　　　　　　　黃孝寬著　250元
②中國氣功圖譜　　　　　　　余功保著　230元
③少林醫療氣功精粹　　　　　井玉蘭著　250元
④龍形實用氣功　　　　　　　吳大才等著　220元
⑤魚戲增視強身氣功　　　　　宮　嬰著　220元
⑥嚴新氣功　　　　　　　　　前新培金著　250元
⑦道家玄牝氣功　　　　　　　張　章著　200元
⑧仙家秘傳袪病功　　　　　　李遠國著　160元
⑨少林十大健身功　　　　　　秦慶豐著　180元
⑩中國自控氣功　　　　　　　張明武著　220元

• 社會人智囊 • 電腦編號 24

①糾紛談判術　　　　　　　　清水增三著　160元
②創造關鍵術　　　　　　　　淺野八郞　150元
③觀人術　　　　　　　　　　淺野八郞　180元

• 精 選 系 列 • 電腦編號 25

①毛澤東與鄧小平　　　　　　渡邊利夫等著　280元

㊴無門關（下卷）　　　　　心靈雅集編譯組　　150元
㊵業的思想　　　　　　　　劉欣如編著　　　130元
㊶佛法難學嗎　　　　　　　劉欣如著　　　　140元
㊷佛法實用嗎　　　　　　　劉欣如著　　　　140元
㊸佛法殊勝嗎　　　　　　　劉欣如著　　　　140元
㊹因果報應法則　　　　　　李常傳編　　　　140元
㊺佛教醫學的奧秘　　　　　劉欣如編著　　　150元
㊻紅塵絕唱　　　　　　　　海　若著　　　　130元
㊼佛教生活風情　　　　　洪丕謨、姜玉珍著　220元
㊽行住坐臥有佛法　　　　　劉欣如著　　　　160元
㊾起心動念是佛法　　　　　劉欣如著　　　　160元

• 經 營 管 理 • 電腦編號 01

◎創新經營管理六十六大計（精）　蔡弘文編　　780元
①如何獲取生意情報　　　　蘇燕謀譯　　　　110元
②經濟常識問答　　　　　　蘇燕謀譯　　　　130元
③股票致富68秘訣　　　　　簡文祥譯　　　　100元
④台灣商戰風雲錄　　　　　陳中雄著　　　　120元
⑤推銷大王秘錄　　　　　　原一平著　　　　100元
⑥新創意・賺大錢　　　　　王家成譯　　　　90元
⑦工廠管理新手法　　　　　琪　輝著　　　　120元
⑧奇蹟推銷術　　　　　　　蘇燕謀譯　　　　100元
⑨經營參謀　　　　　　　　柯順隆譯　　　　120元
⑩美國實業24小時　　　　　柯順隆譯　　　　80元
⑪撼動人心的推銷法　　　　原一平著　　　　150元
⑫高竿經營法　　　　　　　蔡弘文編　　　　120元
⑬如何掌握顧客　　　　　　柯順隆譯　　　　150元
⑭一等一賺錢策略　　　　　蔡弘文編　　　　120元
⑯成功經營妙方　　　　　　鐘文訓著　　　　120元
⑰一流的管理　　　　　　　蔡弘文編　　　　150元
⑱外國人看中韓經濟　　　　劉華亭譯　　　　150元
⑲企業不良幹部群相　　　　琪輝編著　　　　120元
⑳突破商場人際學　　　　　林振輝編著　　　90元
㉑無中生有術　　　　　　　琪輝編著　　　　140元
㉒如何使女人打開錢包　　　林振輝編著　　　100元
㉓操縱上司術　　　　　　　邑井操著　　　　90元
㉔小公司經營策略　　　　　王嘉誠著　　　　100元
㉕成功的會議技巧　　　　　鐘文訓編譯　　　100元
㉖新時代老闆學　　　　　　黃柏松編著　　　100元
㉗如何創造商場智囊團　　　林振輝編譯　　　150元

・成 功 寶 庫・ 電腦編號 02

（9）

國家圖書館出版品預行編目資料

少林十大健身功 / 秦慶豐 著
- 初版 - 臺北市：大展，1995【民 84】
面；21 公分 - （養生保健；9）
ISBN 978-957-557-525-0 (平裝)
1. 氣功
411.12　　　　　　　　　　　　84005320

行政院新聞局局版臺陸字第 100265 號核准
北京人民體育出版社授權繁體中文版

少林十大健身功

作　　者 / 秦　慶　豐
發 行 人 / 蔡　森　明
出 版 者 / 大展出版社有限公司
社　　址 / 台北市北投區（石牌）致遠一路 2 段 12 巷 1 號
電　　話 / (02) 28236031‧28236033‧28233123
傳　　真 / (02) 28272069
郵政劃撥 / 01669551
登 記 證 / 局版臺業字第 2171 號
承 印 者 / 高星企業有限公司
裝　　訂 / 日新裝訂所
排 版 者 / 千賓電腦打字有限公司
初版 1 刷 / 1995 年（民 84）7 月
初版 2 刷 / 2000 年（民 99）6 月　　　　　　定價 / 230 元

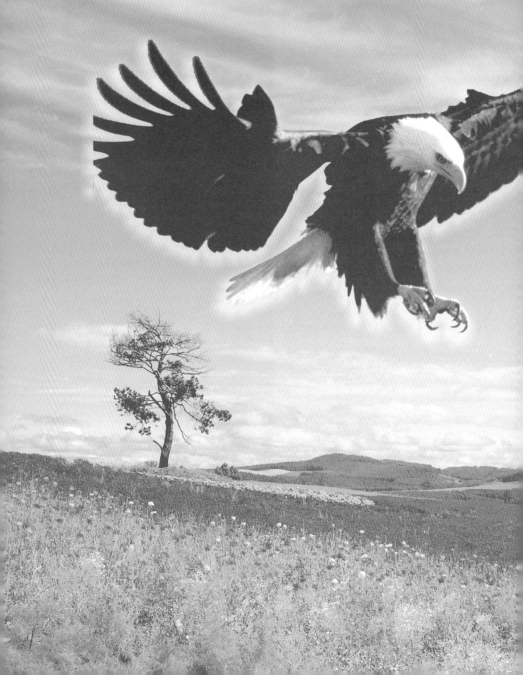

大展好書　好書大展
品嘗好書　冠群可期

大展好書　好書大展

品嘗好書　冠群可期